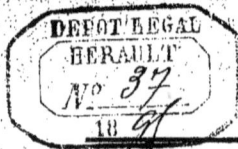

Docteur M. MILLOUX

CONTRIBUTION A L'ÉTUDE

DU TRAITEMENT

DE

LA PNEUMONIE

EN IMMINENCE DE PURULENCE

PAR LES INJECTIONS SOUS-CUTANÉES

D'ESSENCE DE TÉRÉBENTHINE

MONTPELLIER
IMPRIMERIE CENTRALE DU MIDI
(HAMELIN FRÈRES)
1895

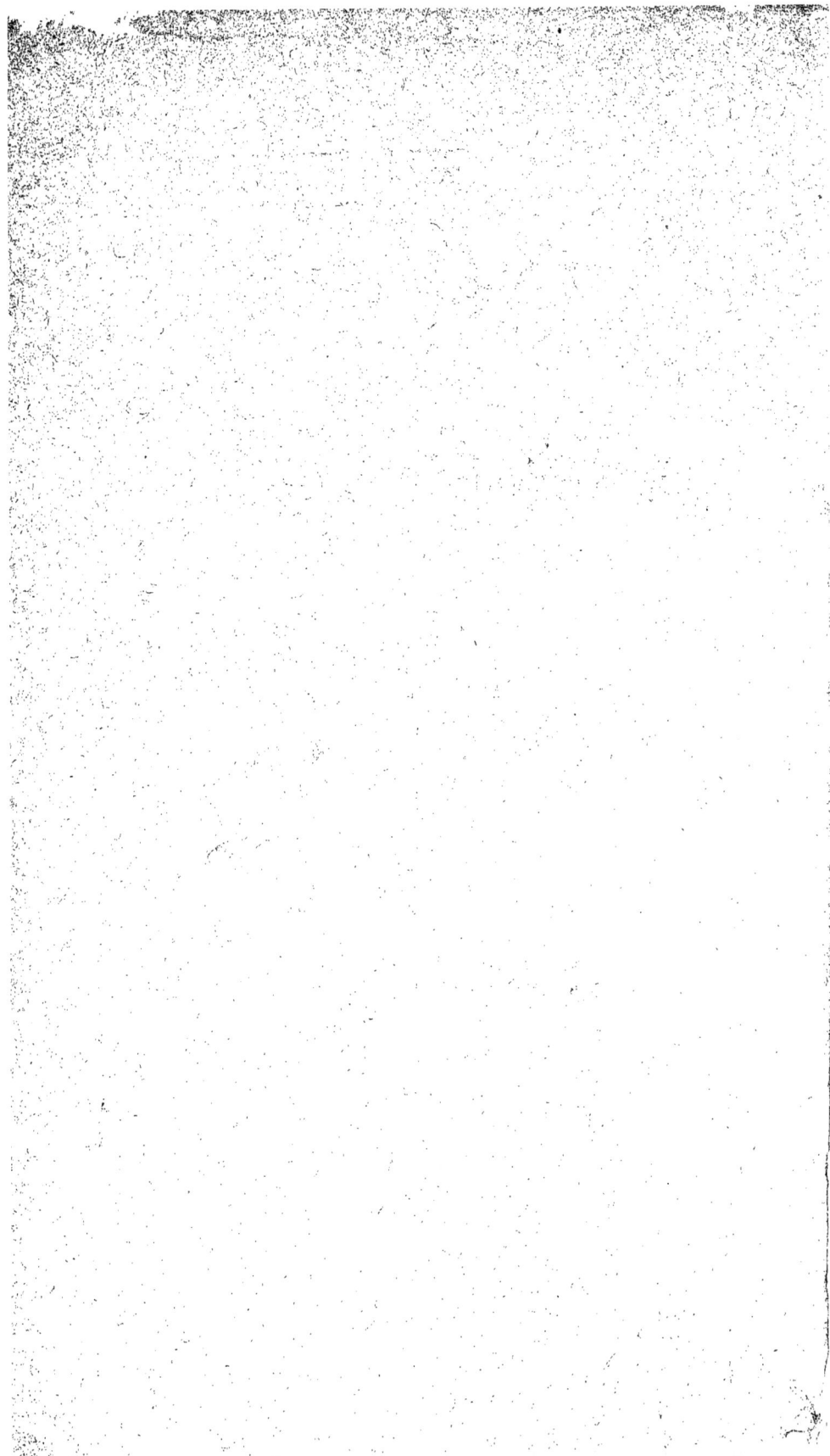

CONTRIBUTION A L'ÉTUDE

DU TRAITEMENT

DE

LA PNEUMONIE

EN IMMINENCE DE PURULENCE

PAR LES INJECTIONS SOUS-CUTANÉES

D'ESSENCE DE TÉRÉBENTHINE

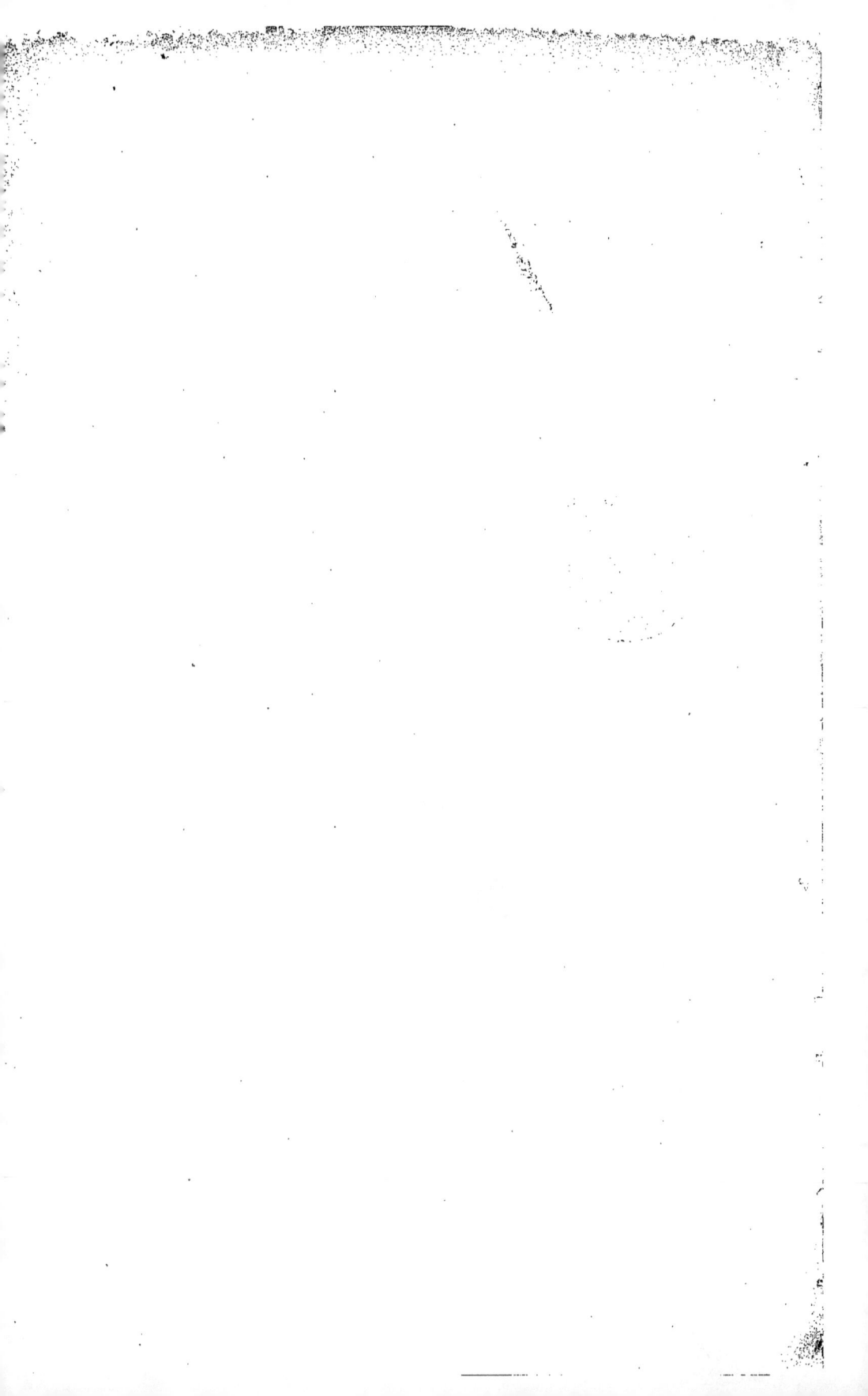

CONTRIBUTION A L'ÉTUDE

DU TRAITEMENT

DE

LA PNEUMONIE

EN IMMINENCE DE PURULENCE

PAR LES INJECTIONS SOUS-CUTANÉES

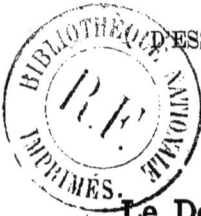

D'ESSENCE DE TÉRÉBENTHINE

PAR

Le Docteur M. MILLOUX

Ex-interne de Montdevergues (Vaucluse)

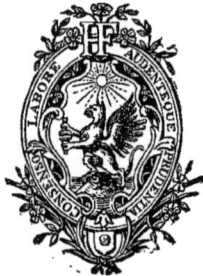

MONTPELLIER
IMPRIMERIE CENTRALE DU MIDI
(HAMELIN FRÈRES)
—
1895

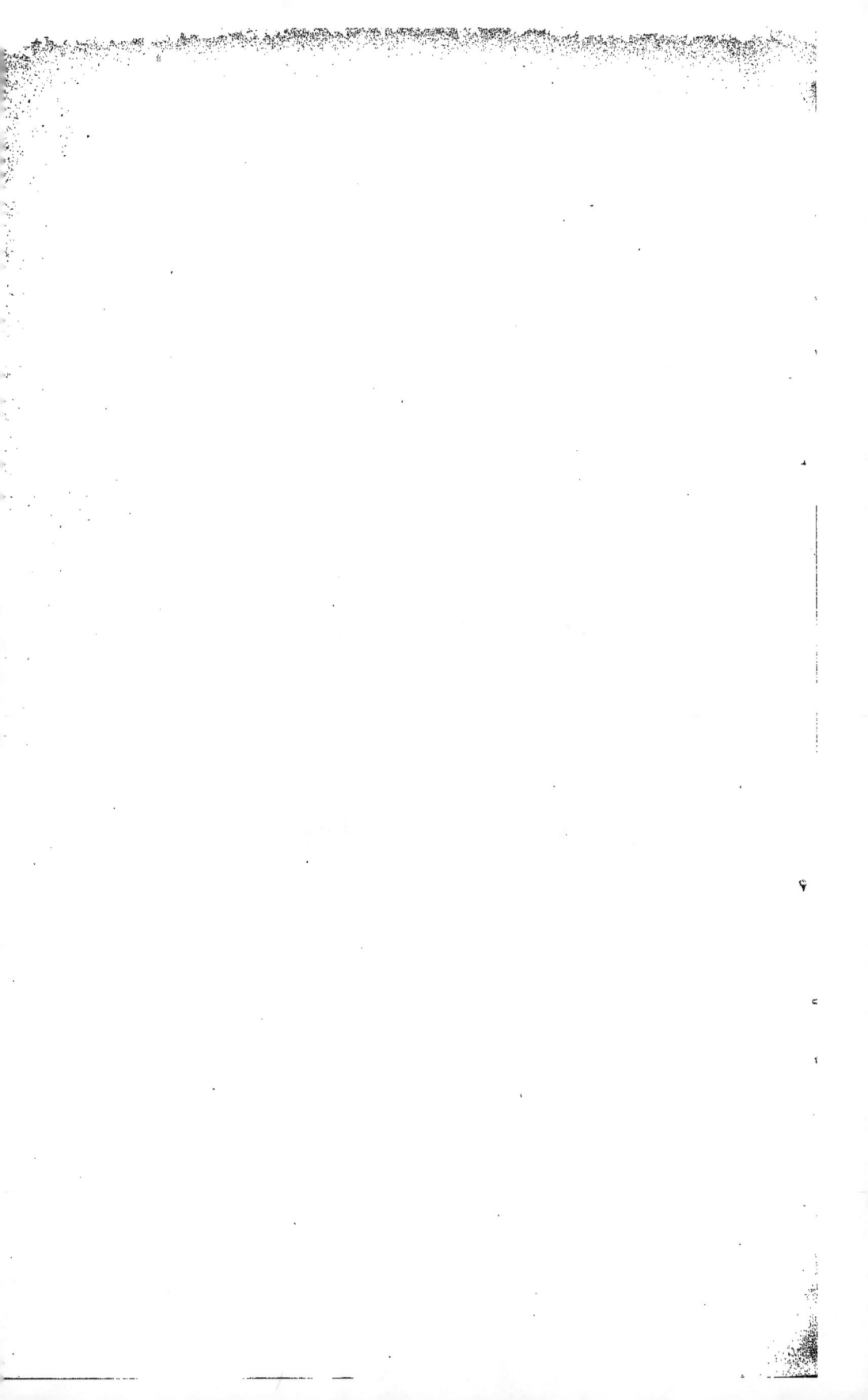

A LA MÉMOIRE DE MA SŒUR

A MON PÈRE ET A MA MÈRE

A MON BEAU-FRÈRE

M. MILLOUX.

A TOUS MES PARENTS

A MES EXCELLENTS AMIS ET COLLÈGUES D'INTERNAT

LES DOCTEURS J. MARY ET G. FOULQUIER

A TOUS MES AMIS

M. MILLOUX.

MONSIEUR LE PROFESSEUR CARRIEU

M. MILLOUX.

A M. LE PROFESSEUR AGRÉGÉ DUCAMP

M. MILLOUX.

INTRODUCTION

La pneumonie est certainement une des maladies les plus variables dans son évolution, ses manifestations et sa gravité. Il est aussi peu de maladies pour lesquelles on ait préconisé de plus nombreux et plus divers traitements. Certaines peumonies, après s'être présentées avec les symptômes les plus inquiétants, n'en guérissent pas moins de façon toute spontanée et presque sans le secours d'un traitement quelconque. D'autres, au contraire, malgré le déploiement de tout l'arsenal thérapeutique, suivent leur cours vers l'hépatisation grise qui, on le sait, est exceptionnellement suivie de guérison.

Nous avons eu l'occasion de voir, à la clinique de M. le professeur Grasset, traiter avec succès par M. le professeur agrégé Ducamp deux cas de pneumonie, graves, presque désespérés, au moyen des injections sous-cutanées d'essence de térébenthine. Ces deux observations nous ayant paru intéressantes, nous avons eu l'idée d'exposer dans notre thèse inaugurale ce mode particulier de traitement et les travaux dont il a été l'objet jusqu'à ce jour.

Nous avons divisé notre étude en six chapitres.

Dans le premier, nous exposons sommairement l'historique de la question.

Dans le deuxième, nous essayons de démontrer, avec M. le professeur Dieulafoy, que les accès provoqués par les injections sous-cutanées d'essence de térébenthine sont des abcès de dérivation et non des abcès de fixation, puis nous résumons les différentes conceptions de la méthode.

Dans le troisième, nous citons les observations que nous avons divisées en trois groupes :

1º Observations d'abcès accidentels, spontanés, dans des cas de pneumonie grave, ayant contribué à la guérison ;

2º Observations d'abcès provoqués par les injections d'essence de térébenthine ;

3º Observations d'injections d'essence de térébenthine suivies d'insuccès.

Dans le quatrième chapitre, nous traitons des indications et des contre-indications de la méthode.

Dans le cinquième, nous cherchons à faire ressortir la valeur thérapeutique de ce mode de traitement.

Le sixième, enfin, est consacré à la technique de la méthode, à la description et à l'évolution ultérieure de l'abcès térébenthiné.

Nous ne saurions aborder notre sujet sans avoir remercié bien vivement M. le professeur agrégé Ducamp d'avoir bien voulu nous aider de ses conseils éclairés dans l'accomplissement de notre travail.

Nous assurons M. le professeur Carrieu de toute notre gratitude pour l'honneur qu'il nous a fait en acceptant la présidence de notre thèse, et pour la bienveillance qu'il nous a toujours témoignée.

CONTRIBUTION A L'ÉTUDE

DU TRAITEMENT

DE

LA PNEUMONIE

EN IMMINENCE DE PURULENCE

PAR LES INJECTIONS SOUS-CUTANÉES

D'ESSENCE DE TÉRÉBENTHINE

CHAPITRE PREMIER

———

HISTORIQUE

Depuis longtemps, on avait remarqué que certaines maladies générales graves, septicémiques ou pyohémiques, subissaient une amélioration notable de leurs symptômes, lorsque apparaissaient, en diverses régions du corps, des collections purulentes auxquelles on avait donné le nom d'*abcès critiques*.

Frappé tout spécialement de l'observation de ce fait, M. le professeur Fochier (de Lyon) eut, en 1891, l'idée ingénieuse de provoquer artificiellement des collections purulentes sous-cutanées qui devaient provoquer chez les malades le rôle des abcès spontanés critiques. Dans son esprit, ces abcès artificiels, par injections sous-cutanées de substances irritantes, fixeraient l'infection pyogène générale en des points facilement accessibles. M. Fochier expérimenta cette nouvelle médication sur des malades atteints de fièvre puerpérale grave : ses expériences furent couronnées d'un plein succès, et il obtint, par ce procédé, la guérison complète de plusieurs cas d'infection puerpérale presque désespérés.

M. Fochier fit alors une communication à la Société obstétricale de France sur son procédé et ses avantages. Son opinion fut soutenue par MM. Salmon et Thierry (de Rouen), qui déclarèrent avoir expérimenté eux-mêmes et avoir obtenu des résultats très satisfaisants des abcès artificiels.

Cette nouvelle méthode de traitement ne fut d'abord appliquée que dans l'infection puerpérale ; mais bientôt M. Fochier réclama comme « justiciables » de ce traitement toutes les « affections pyogènes généralisées ».

Par « affections pyogènes généralisées », M. Fochier, se plaçant exclusivement au point de vue clinique, entend les maladies où l'on peut voir se produire, à la fois, plusieurs abcès dans divers organes ou dans différentes régions du corps. L'infection purulente est évidemment le type de ces maladies, mais toutes les septicémies simples ou complexes, l'érysipèle, l'ostéomyélite aiguë, présentent assez d'affinités à ce point de vue pour les classer dans le même groupe et les rendre justiciables de la même intervention, parce que tous ces états infectieux peuvent entraîner la formation de suppurations multiples.

Bien plus, M. Fochier regarde comme susceptibles de rentrer dans cette catégorie diverses maladies dans lesquelles on ne voit habituellement aucune tendance à la suppuration, mais qui, dans certaines circonstances, deviennent des affections pyogènes généralisées, par exemple la grippe, la fièvre typhoïde et même la pneumonie, parce qu'alors la suppuration est un épiphénomène et non la manifestation d'un état spécial de l'infection généralisée évoluant du côté de la suppuration, parce que les lésions locales suppurées ne guérissent pas comme un abcès.

Pour provoquer des abcès artificiels, M. Fochier se servit d'abord d'une solution (acidifiée au delà des limites nécessaires) de sulfate de quinine, l'observation lui ayant démontré l'inocuité locale des injections de quinine. Mais il eut bien vite laissé de côté ces injections acides, car elles donnaient rarement lieu à une suppuration rapide ; le pus des abcès était le plus souvent séreux, peu abondant, et la limitation par une zone d'infiltration inflammatoire peu accusée. M. Fochier eut alors recours aux solutions de nitrate d'argent à 1/5 ; mais, comme elles étaient justiciables des mêmes reproches que les précédentes (suppuration trop lente à s'établir, phlegmon produit trop circonscrit, bourbillon lent à s'éliminer), elles furent encore abandonnées.

Bientôt les recherches des microbiologues signalèrent à l'attention de M. Fochier un agent pyogène aseptique pouvant être expérimenté, sans crainte de provoquer autre chose qu'un phlegmon circonscrit : cet agent, c'était la térébenthine. L'essence de térébenthine fut expérimentée par M. Fochier pour la première fois, en janvier 1891, sur une malade atteinte de fièvre puerpérale et dans un état désespéré. Les deux injections sous-cutanées, faites au niveau du deltoïde et dans la région hypogastrique, donnèrent lieu à deux abcès volumineux, de la grosseur du poing ; incisés quinze jours après, ces abcès donnèrent un pus abondant et très épais. L'amélioration de l'état général fut rapide et la guérison complète.

M. Fochier obtint presque successivement, par ce nouveau traitement, cinq succès dans des cas d'infection puerpérale grave.

Vivement frappé par la lecture du mémoire de M. le professeur Fochier, M. le professeur Lépine (de Lyon) se décida, en janvier 1892, chez un malade atteint de pneumonie en voie de suppuration à provoquer artificiellement des abcès sous-cutanés. Les injections d'essence de térébenthine furent faites au douzième jour de la maladie, alors que la mort semblait certaine. Des phlegmons s'en suivirent, mais l'amélioration du malade fut manifeste et la guérison de la pneumonie était complète le jour même où on les incisa.

Dans la communication qu'il fit de cette guérison, par le nouveau procédé, à la Société des sciences médicales de Lyon (février 1892), M. Lépine s'exprime en ces termes :

« Je suis, pour ma part, convaincu que, dans ce cas, la formation d'abcès sous-cutanés a sauvé le malade. »

L'intéressante observation de M. Lépine parut avec détails circonstanciés, dans la *Semaine médicale* (27 février 1892).

Peu de jours après cette publication (18 mars 1892), M. le professeur Dieulafoy, ayant à combattre une pneumonie grave en imminence de suppuration, résolut à son tour, le cas étant presque désespéré, d'expérimenter la nouvelle médication. L'amélioration à la suite des injections de térébe nthine fut rapide et la guérison complète.

Le 27 mai suivant, M. Dieulafoy compte un nouveau succès par ce même traitement.

A cette même époque, nous voyons MM. Bard, Gingeot, Franc (de Sarlat), Guyot (de Paris), Raoul de Sergines (Yonne), Olivier (Rouen), Greuell de Géradmer, expérimentant la méthode de Fochier dans des pneumonies à pronostic grave, et obtenant chacun un ou plusieurs succès.

D'autre part, nous voyons aussi à ce même moment MM. Spillmann, Chantemesse, Deny, Mossé, Chrétien, Rendu, ne retirant absolument aucun bénéfice de la nouvelle médication. Contrairement même à l'opinion générale des médecins qui, sans se porter garants de la méthode lyonnaise expérimentée par eux, avouent que les faits observés autorisent à prendre cette méthode en sérieuse considération, M. Chantemesse termine son travail clinique et expérimental par cette conclusion : « Limitant nos déductions aux faits qui nous sont personnels, nous n'avons pu constater dans nos observations un bénéfice certain attribuable à la méthode thérapeutique des injections sous-cutanées. Elle nous a paru comporter plus d'inconvénients que d'avantages. »

Comme on le voit, les résultats obtenus par la méthode de Fochier sont bien différents selon les expérimentateurs : d'un côté, succès complet, d'un autre, échec absolu. Il serait peut-être possible d'expliquer cette contradiction apparente par les conditions différentes dans lesquelles la méthode a été appliquée. Nous reviendrons sur ce sujet dans un chapitre suivant.

Les recherches bactériologiques ou expérimentales de MM. Netter, Chantemesse et Marie n'ont pas peu contribué, quoi qu'il en soit, à jeter le doute dans l'esprit des médecins ; aussi la méthode lyonnaise est quelque peu délaissée aujourd'hui, malgré les beaux succès qu'elle a donnés à MM. Lépine, Dieulafoy, Gingeot, Olivier, etc. Mérite-t-elle bien l'abandon presque absolu qu'en ont fait beaucoup de praticiens ? Pour nous, nous ne le croyons pas ; et, nous pensons, au contraire, qu'elle pourrait rendre encore des services signalés dans bien des circonstances.

CHAPITRE II

PATHOGÉNIE DE CETTE THÉRAPEUTIQUE

En provoquant des abcès par ses injections sous-cutanées, M. Fochier prétendait localiser la virulence des microbes pyogènes dans ces abcès, fixer l'infection pyogène générale en des points facilement accessibles au chirurgien ; aussi les appelle-t-il : « Abcès de fixation. » Ces phlegmons sous-cutanés devaient provoquer, chez les patients, le rôle des abcès spontanés critiques.

M. Dieulafoy pense qu'il serait préférable d'appeler ces collections purulentes artificielles : « Abcès de dérivation ». s'appuyant sur ce fait, d'ailleurs très exact, qu'il n'a jamais rencontré de microbes pathogènes dans le pus des abcès provoqués par les injections sous-cutanées d'essence de térébenthine, pratiquées dans toutes les règles de l'asepsie et de l'antisepsie.

La dénomination d' « abcès de dérivation » nous paraît, à nous aussi, beaucoup plus logique que celle d' « abcès de fixation ; » car que fait-on quand, chez un malade atteint de pneumonie grave, en voie de suppuration, on pratique des injections irritantes aux quatre membres ? On fait évidemment de la révulsion et de la dérivation par un procédé des plus énergiques. On provoque quatre phlegmons ; la sérosité, les leucocytes affluent dans les membres, et le pus finit par se collecter. Le poumon ou les poumons sont envahis par des exsudats, par des éléments de nouvelle formation, par des leucocytes; le malade étouffe; on cherche à provoquer chez lui une révulsion énergique, à modifier le processus inflammatoire, à le dériver.

M. Raynaud, dans sa thèse d'agrégation de médecine, en 1886, nous donne une définition très nette du mot « Révulsion » :

« Pour qu'il y ait, dit-il, dans la rigueur du terme une révulsion, il faut que l'affection nouvelle soit d'une nature différente de l'affection première. »

La métastase, au contraire, est caractérisée par la présence des mêmes germes pathogènes que l'affection primitive. Ainsi en est-il des abcès critiques, qui ne sont que des métastases et qui contiennent une grande quantité de microbes de la suppuration. Ces métastases suppuratives peuvent être aussi accidentellement ou artificiellement provoquées, et former ainsi des abcès *de fixation*. Le rôle de ces abcès de fixation serait d'atténuer l'infection générale, par la production d'une lésion locale.

La pneumonie, on le sait, est occasionnée par l'invasion et le développement des microbes; l'infection pneumonique est due au pneumocoque, mais on trouve encore dans les foyers pneumoniques le streptocoque, le staphylocoque pyogène doré. Toute pneumonie est microbienne.

D'un autre côté, les recherches bactériologiques n'ont amené la découverte d'aucun microbe dans l'abcès artificiel provoqué avec toutes les précautions antiseptiques voulues.

Nous sommes donc autorisé à dire avec M. Dieulafoy qu'il n'y a fixation d'aucun virus dans le phlegmon artificiel, et que, par conséquent, il est plus rationnel d'appeler les abcès en question « abcès de dérivation ».

M. Chantemesse préfère aussi l'expression d'abcès de dérivation; mais, pour expliquer le mode d'action de ces abcès dans la pneumonie, il a recours à une autre hypothèse; d'après

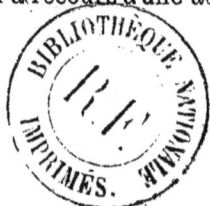

2

les travaux de Brouardel, on sait que les abcès qui surviennent dans la convalescence de la variole sont précédés d'une leucocytose qui aiderait l'organisme à lutter contre l'infection générale ou locale, en augmentant le nombre des éléments sanguins capables de détruire les micro-organismes infectieux (phagocytose).

Cette augmentation du nombre des leucocytes accompagne la plupart des maladies infectieuses, et certaines maladies, la pneumonie par exemple, ont un pronostic d'autant plus favorable que la leucocytose est plus abondante.

Cette hypothèse était très ingénieuse et très séduisante ; malheureusement elle a dû être abandonnée bien vite par M. Chantemesse lui-même, car il n'a pas trouvé d'augmentation dans le nombre des leucocytes.

M. Laveran nous apprend qu'une leucocytose abondante n'est d'ailleurs nullement nécessaire pour expliquer le mode d'action favorable des abcès artificiels, et il ajoute : « L'afflux des leucocytes dans un organe aussi nécessaire à la vie que le poumon peut même devenir un grand danger ; on ne peut donc pas s'en rapporter aux phagocytes du soin de sauver l'organisme; il y a lieu de régler leur action, de modérer leur afflux, de faire en un mot de la révulsion et de la dérivation, toutes les fois qu'une pneumonie menace d'entraîner la mort par suppuration ou par asphyxie. »

M. Revilliod suppose que l'essence de térébenthine injectée attire les leucocytes avec les microbes, mais comme elle est un puissant antiseptique, elle les détruit. Cette hypothèse nous paraît tout au moins hasardée.

Faut-il aussi attribuer l'action des injections irritantes, non aux abcès qu'elles produisent, mais à l'essence de térébenthine elle-même ? Nous ne le croyons pas davantage ; car nous savons qu'on a obtenu les mêmes résultats, produit les mêmes phlegmons, avec des solutions de sulfate de quinine

et des solutions de nitrate d'argent en injections sous-cutanées : ainsi ont fait au début les premiers expérimentateurs,
MM. Fochier, Salmon et Thierry.

Pour produire ces abcès artificiels, on se sert actuellement
exclusivement de l'essence de térébenthine ; d'abord, parce que
ses effets sont plus rapides, plus satisfaisants ; puis surtout,
parce qu'elle provoque la production d'un pus aseptique ainsi
que l'ont établi Janowsky, Grawitz, Steinhaus, Dubler et Le-
mière. De plus, on n'a jamais signalé d'accident résultant
des injections d'essence de térébenthine dans les tissus, d'ailleurs la térébenthine ne paraît pas se résorber, puisqu'au bout
de quinze jours on a constaté, par son odeur, sa présence dans
l'abcès, bien qu'on n'ait pas reconnu de gouttelettes distinctes
au milieu du pus. Enfin, aucun des expérimentateurs n'a remarqué son élimination par les urines (odeur de violette), ni
par l'air expiré, ni par la sueur.

Nous sommes en conséquence autorisé à croire que l'action
de la térébenthine injectée est une action purement locale, se
traduisant par l'apparition d'abcès sous-cutanés, et que c'est
à ces abcès artificiels qu'il faut attribuer l'action favorable
qui s'est produite dans certains cas de pneumonie grave. On
aurait donc là une action révulsive et dérivative.

CHAPITRE III

OBSERVATIONS

§ I. — Observations d'abcès accidentels, dans des cas de pneumonie grave, ayant contribué à la guérison.

OBSERVATION I

Par J.-R.-H. TOUBERT (*Arch. de méd. et de pharm. militaires*, mars 1893)

Le malade dont il s'agit est un nommé E..., réserviste au 3ᵉ régiment d'artillerie, âgé de vingt-sept ans. C'est un homme vigoureux, sans antécédents morbides. Appelé pour une période de vingt-huit jours, il fit son service, assez pénible du reste, d'employé aux hangars de constructions, jusqu'au 27 octobre. Ce jour-là, il se sentit fatigué, et à onze heures du matin, M. le médecin-major Julié fut appelé d'urgence auprès de cet homme qui venait d'être pris d'un grand frisson. L'état général du malade, la température élevée (39°3) suffirent pour déterminer son entrée à l'hôpital le jour même.

28 (matin). — E... attire l'attention sur une douleur très vive, localisée au côté droit, constante, mais s'exagérant avec les mouvements respiratoires. T.: 39°4. A l'auscultation, on constate l'existence de râles crépitants très fins à la base du poumon droit. Ces râles s'entendent par bouffées à certains moments, puis disparaissent pendant quelques instants. La matité est presque absolue, les vibrations sont exagérées à la base droite.

Le soir, à l'heure de la contre-visite, T.: 39°6. On trouve du souffle à la base du poumon ; les crachats, assez abondants, sont visqueux, aérés, couleur de rouille. Il n'existe pas de dyspnée ; l'état général est bon ; pas de prostration, pas de délire.

29 (matin). — T.: 38°9. Le souffle a disparu ; il est remplacé par un râle humide, à grosses bulles, s'entendant très bien aux deux temps de la respiration, qui est certainement un râle sous-crépitant de retour.

Le soir, la fièvre atteignit 40°2. M. le médecin-major Julié cherchait en vain dans l'état des divers viscères la cause de cette hyperthermie, quand le malade attira son attention sur une plaque rouge qui était apparue sans cause appréciable, à la partie supérieure de l'avant-bras gauche. Cette plaque occupait toute la largeur de la face antérieure du membre. Sa couleur rappelait absolument celle de l'érysipèle, mais ni l'œil, ni le doigt, n'avait la sensation d'un rebord en relief à sa périphérie. On prescrivit l'enveloppement antiseptique du membre.

31 (matin). — T.: 39°2. Mêmes signes que la veille à l'auscultation du poumon. La plaque de l'avant-bras était plus étendue, d'aspect phlegmoneux, de couleur plus foncée au centre, rénitente, mais sans fluctuation nettement perceptible.

Le soir, T.: 38°6. Une sensation obscure de fluctuation suffit pour décider l'intervention : l'incision au bistouri amène l'écoulement d'une petite quantité de pus strié de sang. Pansement antiseptique.

1er novembre (matin). — T.: 37°2. Les râles de retour ne s'entendent plus, la matité a disparu presque complètement. L'état général est excellent. Le phlegmon rétrocède.

Du 1er au 3 novembre. — La température oscille entre 37°2 et 37°7.

5. — Le malade sort de l'hôpital tout à fait guéri de sa pneumonie et de son phlegmon.

Voici les réflexions que fait M. Toubert :

« Ce cas est remarquable par la rapidité d'évolution. L'incubation a duré à peine un jour; c'est le 26 que le nommé E... s'est mouillé en revenant des hangars sous la pluie, c'est le 27 que la pneumonie a débuté cliniquement. La maladie a duré quatre jours ou cinq au maximum : le grand frisson a nettement marqué le début, la défervescence brusque (abaissement de 3 degrés en trente-six heures), a indiqué on ne peut mieux la fin, annoncée déjà la veille par les râles de retour. Toutefois, cette brièveté de l'affection, quoique exceptionnelle, n'a rien d'anormal, et les classiques signalent la possibilité de la défervescence au cinquième jour.

» C'est un fait d'un autre genre qui donne de l'intérêt à cette observation, En effet, d'une part, la liquéfaction de l'exsudat fibrineux, traduite cliniquement par des râles humides, a coïncidé rigoureusement avec l'apparition d'un phlegmon de l'avant-bras. D'autre part, l'hyperthermie qui a accompagné et signalé la formation de l'abcès, a été de très courte durée; la présence du pus, en outre, *n'a pas modifié* la courbe classique de la défervescence pendant les vingt-quatre heures qui ont précédé l'incision du phlegmon. »

OBSERVATION II

Par M. le professeur L. Revilliod (*Rev. méd. de la Suisse romande* du 20 septembre 1892).

T... (Jean), trente-deux ans, alcoolique, absinthique, entre à l'hôpital le 16 avril 1892, au cinquième jour d'une forte pneumonie droite, T.: 40°5. La température baisse à partir du dixième jour, mais l'état du malade continue à s'aggraver, il est caractérisé par l'ataxo-adynamie, du délire, des sueurs froides et visqueuses, la langue sèche et fétide, le regard terne; sa faiblesse est telle qu'on n'ose asseoir le malade, crainte de le voir *défaillir*.

Cet état persiste, malgré un traitement énergique intra et extra (quinquina, musc, acétate d'ammoniaque, éther, piqûres de caféine et d'éther camphré), jusqu'au quinzième jour. La formation d'un abcès térébenthiné semblait assez indiquée et on hésitait chaque jour à le provoquer, lorsque survint une amélioration inespérée dans l'état subjectif et objectif de notre malade, qui sort de la somnolence pour accuser une vive douleur au mollet droit. On constate que celui-ci est le siège d'une tuméfaction phlegmoneuse, formant une saillie comme un gros œuf de poule. Considérant ce phénomène comme la manifestation d'un abcès critique d'une fixation naturelle et spontanée, il n'y avait plus lieu de créer une fixation artificielle. L'effet désiré s'était, comme dans le cas précédent, produit de lui-même.

La pneumonie, qui avait été en imminence d'hépatisation grise, se résorba, grâce au phlegmon développé spontanément au membre inférieur.

OBSERVATION III

Par M. le Dr Franc (de Sarlat), ancien interne des hôpitaux de Paris, (*Journal de médecine de Bordeaux*, du 10 juillet 1893).

Il s'agit d'une femme âgée de soixante-deux ans, atteinte de pneumonie double, très grave, arrivée à la période de suppuration et au sujet de laquelle M. le Dr Franc prévoyait un dénouement fatal. De nombreuses injections sous-cutanées de caféine à haute dose et d'éther avaient été pratiquées. Mais, la malade habitant la campagne, ces injections furent faites en grande partie par des aides inexpérimentés ; d'où la production, du douzième au dix-huitième jour, de nombreux abcès (7 ou 8 au moins), dont un très volumineux, qui nécessitèrent plusieurs incisions et qui firent interrompre la médication sous-cutanée. A cette époque, il considérait cet accident comme une complication pour le moins désagréable.

« Ne serait-on pas en droit de rapprocher cette observation des autres cas déjà mentionnés? » ajoute M. le docteur Franc.

Nous reproduisons ces trois observations d'abcès spontanés ou accidentels dans le pneumonie grave. Ces abcès, d'après les auteurs qui ont publié ces cas, ont contribué largement à la guérison des malades. Nous croyons devoir rapprocher l'action de ces abcès accidentels de celle des abcès artificiels. Les résultats identiques donnés par les premiers et les derniers sont encore une preuve de plus que l'action des injections d'essence de térébenthine est due, non à la térébenthine, mais à l'abcès qu'elle produit.

§. II. — Observations d'abcès provoqués dans la pneumonie par les injections d'essence de térébenthine ayant contribué à la guérison.

OBSERVATION I

De M. R. Lépine, professeur à la Faculté de médecine de Lyon,
(*Semaine médicale*, 27 février 1892).

Il s'agissait d'un homme de trente-six ans, bien portant habituellement, qui fut pris, le matin du 16 janvier, d'une pneumonie. Admis le même jour dans le service, il présentait, le lendemain matin, de la fièvre (40°2), un pouls rapide et *faible*, de la matité, du souffle et des râles crépitants dans le tiers inférieur du poumon droit, des crachats visqueux, colorés, et un peu d'albuminurie.

Les jours suivants, persistance de la fièvre sans oscillations, extension de la pneumonie qui ne tarde pas à gagner la partie inférieure du poumon.

A deux reprises (le deuxième jour de la pneumonie, le quatrième), on lui administra 4 milligrammes de digitaline cristallisée de Nativelle. Elle produisit, surtout la deuxième fois, un léger abaissement de la température et accrut notablement, mais passagèrement, la force du pouls.

Malgré ce traitement énergique, l'état au cinquième jour de la maladie avait beaucoup empiré et la respiration atteignait le chiffre de 80 par minute, ce qui tenait à la fois à l'envahissement de presque tout le poumon droit, et à une congestion intense du poumon gauche, avec bronchite concomitante, caractérisée par de nombreux râles sibilants et sous-crépitants. La température dépassait 40°5.

En cet état de choses, bien que l'adynamie fût assez prononcée et qu'il n'y eût, sauf l'augmentation de la matité cardiaque, pas de signes bien évidents d'un engorgement du cœur droit (les jugulaires n'étaient pas tuméfiées et le foie ne débordait pas les fausses côtes), on tenta, eu égard à la dyspnée, une émission sanguine : on retira un peu plus de 300 grammes de sang au malade, sans autre résultat qu'une légère amélioration de la dyspnée et un abaissement temporaire de température le lendemain matin. On n'a pu tirer davantage de sang, parce que le pouls faiblissait, et il paraît d'ailleurs certain qu'une soustraction plus considérable de sang n'aurait amené aucun résultat favorable.

Malgré l'administration de 3 milligrammes de digitaline cristallisée immédiatement après la saignée et plusieurs injections de caféine, le pouls le lendemain était faible. Le surlendemain, la température était remontée au-dessus de 40° ; les respirations étaient au nombre de 68 par minute ; l'état général ne s'était pas amélioré.

Les trois jours suivants (huitième, neuvième et dixième jours de la maladie), malgré un abaissement de la température, l'état devint de plus en plus mauvais : le malade se mit à délirer chaque nuit. Le jour, l'adynamie était extrême, les crachats, jusqu'alors visqueux, devinrent *franchement purulents*. A la vérité, le souffle avait disparu et on entendait de gros râles à l'auscultation du poumon droit ; mais il n'y avait, en fait, pas plus résolution que véritable défervescence, malgré la diminution de la fièvre : le malade était évidemment dans cette période bien connue qui précède immédiatement l'hépatisation grise, si tant est que celle-ci ne soit pas déjà sur certains points effectuée. Quand on a occasion de faire l'examen anatomique du poumon à cette période, ce qui frappe plutôt que l'infiltration purulente, c'est la décoloration de l'hépatisation, d'où le nom de l'hépatisation jaune que Rindfleisch a imposé à ce stade.

Le malade était donc arrivé au douzième jour de la maladie et l'état ne faisait qu'empirer : nulle apparence de résolution, et d'autant moins d'espoir de défervescence tardive que, depuis trente-six heures, la température accusait de nouveau une ascension progressive. Le malade était au plus mal. C'est dans ces circonstances que, n'ayant évidemment rien à perdre, M. Lépine résolut d'essayer la méthode de M. Fochier.

Le 27 janvier (matin), douzième jour de la maladie, on injecta sous la peau, aux quatre membres, avec une seringue de Pravaz, un centimètre cube d'essence de térébenthine. Le soir, la température s'éleva de deux dixièmes de degré (39°3).

Le lendemain matin, empâtement un peu douloureux, diffus, à la place où avaient été faites les injections ; la température n'était que de 38°7 ; le soir, de 38°5 seulement.

Les jours suivants, l'empâtement phlegmoneux au niveau des piqûres s'accentue davantage ; la température s'élève un peu ; elle oscille entre 38°5 et 39°. Les phlegmons en sont sans doute la cause ; car le jour même où on les incise (deux février, dix-huitième jour de la maladie), la température tomba définitivement au-dessous de 38°, et, depuis lors, elle a régulièrement oscillé entre 37°4 et 37°8. Quant à l'hépatisation du poumon droit, progressivement elle s'est résolue : la matité a diminué ; les râles sont devenus plus rares, et aujourd'hui ils ont complètement disparu. La sonorité est normale dans toute la hauteur, et c'est à peine si une oreille prévenue peut percevoir un peu de diminution du murmure dans le côté droit.

L'état général est excellent : avant même l'incision des abcès, le malade mangeait ; depuis il a repris son poids normal. Bref, au double point de vue de l'état général et de l'état local, le malade est évidemment *guéri*.

M. le professeur Lépine, en faisant son intéressante communication à la Société des sciences médicales de Lyon (février 1892), ajoute :

« Je suis, pour ma part, convaincu que, dans ce cas, la formation d'abcès sous-cutanés a sauvé le malade. »

OBSERVATION II

Par M. le professeur Dieulafoy (*Bull. et Mém. de la Soc. méd. des hôpitaux de Paris*, 25 mars 1892).

Une femme de quarante-sept ans entre dans le service de M. Dieulafoy à Necker, le 25 février 1892, pour une grippe qu'elle traînait depuis un mois environ. Les frissons, la céphalée, la toux, les vomissements, avaient été les symptômes dominants, mais, depuis la veille, une douleur vive est apparue au côté droit de la poitrine avec dyspnée intense ;

râles crépitants et souffle bronchique à la partie moyenne du poumon droit. Les autres organes sont sains.

25 février. — Au soir, la température atteint 40° ; prostration grande, délire. L'agitation s'accentue ; la pneumonie a gagné d'une façon diffuse tout le poumon droit. Crachats rouillés, visqueux, adhérents.

26. — On constate, en outre, un début de congestion pulmonaire, à la base du poumon gauche. La température vespérale atteint 40°. Le pouls est à 120. Au total, double pneumonie grippale à tendance ataxo-adynamique précoce.

27. — L'état général s'est aggravé. Pouls petit, de mauvaise qualité, à 140, trente-huit respirations par minute. La malade a déliré ; elle répond à peine quand on l'interroge ; adynamie profonde ; crachats grisâtres, purulents, jus de pruneaux, et témoignant du passage de la pneumonie à l'épatisation grise.

Les différents traitements institués (toniques surtout) ayant absolument échoué, M. le professeur Dieulafoy pense qu'il pourrait être utile de pratiquer des injections sous-cutanées d'essence de térébenthine, et le soir, à quatre heures, en présence de l'état tout à fait grave de la malade, dont le pouls misérable était à 150, en raison de l'état ataxo-adynamique qui semblait du plus funeste augure, M. le professeur Dieulafoy se décide aux injections.

Avec la seringue de M. Roux stérilisée, on pratique à la partie externe et moyenne des deux cuisses et à la région deltoïdienne des deux bras une injection d'un centimètre cube d'essence de térébenthine, soit quatre centimètres cubes pour les quatre injections. Celles-ci ont été faites, autant que possible dans la zone cellulaire sous-cutanée, mais il est probable que les injections aux cuisses ont atteint la couche inférieure du derme.

Ces injections ont provoqué une douleur extrêmement vive, qui a duré deux heures environ à l'état très aigu.

Le lendemain matin, 28 février, on constate une légère amélioration : dyspnée moins vive, pouls à 130. L'auscultation donne, à peu de chose près, les mêmes renseignements que la veille.

Les régions qui ont été le siège des injections présentent un empâtement œdémateux, blanchâtre, diffus, plus étendu aux cuisses qu'aux bras, et de la dimension d'une main d'enfant environ.

Le soir, la température monte encore à 39°6 ; mais, bien que les crachats soient toujours purulents et jus de pruneaux, l'amélioration semble s'accentuer.

29. — La dyspnée a presque disparu ; la malade a reposé une partie de la nuit ; le pouls est toujours à 130, mais il est plus fort que la veille, la langue est plus humide, la prostration a totalement disparu. Les râles et le souffle du côté droit on perdu de leur intensité. Des râles sous-crépitants persistent du côté gauche.

A la région des injections, la tuméfaction s'est accentuée, mais la coloration blanchâtre a fait place à une teinte bronzée, sillonnée de travées presque violacées, rappelant l'aspect des phlegmons gangréneux. On ne trouve pas encore trace de fluctuation.

1er mars.— L'état de la malade s'améliore franchement. Le pouls est à 11° ; les râles du poumon gauche ont presque disparu. Il reste au poumon droit un léger souffle et des râles gros et humides dans presque toute son étendue.

Les régions des injections ont un aspect livide et violacé qui donne une certaine inquiétude sur l'issu de ces phlegmons d'apparence gangréneuse ; quelques phlyctènes ont même apparu.

2. — La malade est en pleine défervescence. Son état gé-

néral est excellent. L'expectoration est composée de crachats muqueux, bien aérés. A dater de ce moment, du reste, la fièvre n'a plus reparu, quoique l'évolution des quatre phlegmons eût abouti à la purulence, comme nous allons le voir.

3. — L'amélioration continue. On ne trouve plus que de gros râles muqueux disséminés dans le poumon droit. L'état des parties phlegmoneuses ne s'est pas modifié.

4. — Bien que la fluctuation, ne soit pas encore manifeste au niveau des phlegmons, on pratique néanmoins, avec la seringue de Roux stérilisée, une série de ponctions profondes qui permettent de retirer du pus avec lequel on essaie des cultures qui restent stériles.

5. — La malade commence à manger.

10. — L'état est tout à fait bon. Fluctuation très nette au niveau des quatre phlegmons. On les ouvre, et un pus franchement phlegmoneux et abondant s'en écoule. Aux cuisses, le pus paraît moins franchement collecté; il est en partie infiltré dans les aréoles du derme. (Les incisions et les pansements consécutifs ont été faits, bien entendu, avec toute la rigueur antiseptique.)

On essaie de nouvelles et très nombreuses cultures avec le pus retiré de ces quatre phlegmons : mêmes résultats négatifs que précédemment. Une seule culture a donné du staphylococcus albus, mais elle avait été pratiquée non pas avec du pus des parties profondes, mais avec la sérosité louche d'une phlyctène sous-cutanée.

18 mars. — Les phlegmons des épaules sont presque guéris ; de nouvelles cultures essayées à cette date restent encore stériles. Les phlegmons des cuisses, celui du côté gauche, notamment, se sont terminés par une eschare qui a été éliminée quelques jours après sans incidents.

En résumé, voilà une femme atteinte de double localisation

broncho-pulmonaire, d'origine grippale, à forme ataxo-adynamique, et arrivant à la période de suppuration. « Cette malade,
dont l'état était désespéré, s'est rapidement améliorée sous
l'influence, croyons-nous, de quatre phlegmons absolument
amicrobiens, déterminés par les injections d'essence de térébenthine. »

Il est à noter que, pendant toute cette phase de suppuration
violente suraiguë, la température ne s'est pas même élevée
d'un dixième de degré, l'absence de fièvre a été absolue.

OBSERVATION III

(RÉSUMÉE)

De M. le Dr Guyot (de Paris)

P... (Fr.), trente-deux ans, employé de chemin de fer, entré à l'hôpital Beaujon, dans le service de M. le Dr Guyot, le
24 février 1893, sorti le 11 mars.

Pas d'antécédents héréditaires, pas de maladies antérieures,
bonne santé habituelle.

Malade depuis le 19 février. La maladie a débuté par un
frisson intense, point de côté, malaise général. Les jours suivants, P... a dû garder le lit ; l'état général a empiré ; il a eu
du délire. Le 24 février, il est admis à Beaujon avec la fièvre
et de la dyspnée.

24 février. — Le malade est prostré ; il a de la dyspnée ;
T. : matin, 39°4 ; soir, 39°6 ; crachats visqueux, d'une coloration ambrée. Après l'examen du thorax, le diagnostic porté
est : pneumonie du lobe inférieur droit.

25 février. — Le malade a eu du délire dans la nuit. Il est
très affaibli. T., 39°8 ; dyspnée, pouls petit et accéléré.

26. — Délire, adynamie. En présence de l'état grave du

malade, M. le Dr Guyot se décide à faire une injection d'essence de térébenthine.

La piqûre est faite en dehors de l'angle inférieur de l'omoplate droite. On injecte un centimètre cube. Le soir, le malade ressent des douleurs vives au niveau de la piqûre.

27. — Réaction intense au niveau de la piqûre ; rougeur et empâtement profond.

28. — L'état général du malade s'est sensiblement amélioré. Expectoration à peine appréciable. L'abcès est ouvert. L'incision donne issue à une quantité de pus assez abondante. T., 38°6.

Depuis ce jour, la température revient peu à peu à la normale, et, le 11 mars, le malade part complètement rétabli.

OBSERVATION IV

De M. le Dr P. Olivier, professeur de clinique médicale à l'École de médecine de Rouen (*Bulletin médical,* 6 juillet 1892).

Il s'agit d'une pneumonie chez un homme de cinquante-quatre ans, débile, pâle, ayant eu à dix-sept ans une fièvre typhoïde, la grippe, il y a deux ans, avec pneumonie à cette époque. Dans tous les cas, santé délicate depuis ce moment.

25 mars. — Malaise dans l'après-midi.

26. — Frissons répétés, point de côté à gauche, en arrière du mamelon, toux, oppression, soif, inappétence, insomnie. Il entre à l'Hôtel-Dieu le 27 mars 1892.

Très oppressé à son entrée, avec respiration fréquente. Pas de modification du son à la percussion, vibrations normales. Il présente à l'auscultation du souffle en arrière, à gauche, occupant environ les deux tiers du poumon, avec des râles crépitants, crachats sanguinolents.

Rien au cœur. Pas d'albumine dans l'urine. T., 39°6. Potion de Todd, vésicatoire.

28, 29. — La pneumonie s'élève en hauteur et dans l'aisselle, crachats ambrés, visqueux.

30, 31. — Délire la nuit, liqueur d'Hoffmann, acétate d'ammoniaque ; râles s'entendent en avant, ainsi que du souffle ; il y a de la matité jusque sous la clavicule. Les crachats sont, quelques-uns ambrés, la plupart purulents ; la température qui avait, dès les premiers jours, oscillé entre 39°6 et 39°2, monte à 40°2 le 1er avril au soir. Resp., 64. P.: 92, faible, langue sèche.

2 avril au matin. — T.: 40° avec mêmes symptômes de dépression, de délire. Resp., 60. P., 100. Il ne parut pas prudent d'attendre plus longtemps la résolution d'une pneumonie parvenue, au moins en partie, à la période d'hépatisation grise, et l'on fit aux deux avant-bras et aux deux cuisses une injection d'une seringue de Pravaz d'essence de térébenthine. La piqûre fut très douloureuse et ne donna lieu à rien de particulier. Le soir, T., 40°2. R., 60, P. 100·

Le lendemain, 3 avril, malade affaissé. R.: 48. P.: 88. T.: matin, 38°6 ; soir, 38°8 ; le délire continue.

Rougeur au niveau des piqûres, tension de la peau, œdème de la main.

4. — T.: 38°2. P.: 44. R.: 84.

5. — La matité persiste en avant, avec augmentation des vibrations et râles disséminés dans tout le poumon ; délire la nuit, pas d'albumine dans l'urine ; la température remonte à 39°2, le soir.

6. — Sur du sang pris au médius gauche, on trouve une augmentation considérable de globules blancs, 10/50. Les phlegmons ont pris des proportions considérables aux bras : droit, 11/23 ; gauche, 17/16 centimètres.

Aux cuisses: droite, 11/17 ; gauche, 16/18. Ils donnent lieu

3

à une douleur vive. A la palpation, on sent une sorte de mollesse, d'élasticité bien différente de la fluctuation et même de la sensation que donne au toucher le phlegmon diffus, dont ils ont l'apparence extérieure. La peau est rouge sombre, et paraît dans plusieurs points, surtout au bras droit, menacée de gangrène.

7. — Ouverture des phlegmons des deux avant-bras. Entre les lèvres de l'incision, qui mesure environ 5 centimètres, se présente une matière tremblotante, gélatiniforme, gris jaunâtre, mélangée de sang, et ayant quelque ressemblance avec des crachats purulents. On est obligé de presser de chaque côté de l'incision pour faire sortir le pus. T.: matin, 38°8 ; soir, 39°6.

9. — La température s'élève encore à 39°8 ; mais, à partir de ce moment, elle s'abaisse progressivement, de manière à être normale à partir du 13. Cette élévation de température, venant interrompre la défervescence, était évidemment due à la suppuration provoquée.

11. — Le malade présente sur l'avant-bras gauche, à partir de l'incision, une rougeur diffuse, qui gagne l'épaule, le tronc, se présentant sous forme de plaques plus ou moins étendues, et dans certains endroits sous forme de papules rouges, sombres, ne s'effaçant pas complètement à la pression, ne s'accompagnant pas de gonflement ganglionnaire ni de douleur dans l'aisselle et les aines. Eschare au siège. Le malade est placé sur le matelas d'eau. L'eschare est guérie sans complication le 20 avril.

14. — Pansement au sublimé. En présence du décollement qui persiste, on réunit successivement les plaies par un fil de catgut. La cicatrisation est complète.

23. — Il reste encore, jusqu'au 1er mai, un peu d'induration de l'avant-bras droit. L'état du malade est excellent ; il mange bien, ne tousse pas ; il a repris de l'embonpoint et des couleurs.

Voici quelques réflexions de M. Olivier, au sujet de ce malade :

Donc voici un malade, au huitième jour de sa pneumonie, présentant depuis trois jours du délire, avec accélération extrème de la respiration (60 resp. par minute), de la prostration, avec température montant de 39° à 40°2, en même temps que la phlegmasie pulmonaire s'étend à presque tout le poumon gauche, avec crachats purulents mélés aux crachats du deuxième degré.

Fallait-il considérer cette exacerbation comme *précritique ?* N'était-elle pas plutôt une exacerbation *préléthale ?* Et, à moins d'attendre qu'il fût mort, était-il permis d'attendre? Nous ne l'avons pas pensé. La température, malgré l'injection de térébenthine, restée à peu près stationnaire un jour encore, n'a baissé que le 4 au matin, c'est-à-dire deux jours après l'injection, tombant alors de 39°8 à 38°2, au moment où la suppuration s'établit.

OBSERVATION V

Empruntée à la thèse de doctorat de M. Berman (Paris, 1893)

C..., quarante-deux ans, employée de commerce, entrée le 17 mai 1893, dans le service de M. le professeur Dieulafoy, à Necker, salle Monneret, sortie le 20 juin 1892.

Père mort à la suite d'un accident à quarante-sept ans. Mère vivante (soixante-dix-huit ans). Deux sœurs en bonne santé. Une sœur morte à trente-cinq ans, poitrinaire.

Dans son enfance, C... était d'une santé délicate. Plus tard, bonne santé habituelle jusqu'à l'âge de trente-cinq ans, quand elle fut prise d'une bronchite fiévreuse. Pendant cette maladie elle a beaucoup maigri et, depuis, elle n'a jamais pu se débarrasser de sa toux, qui la poursuivait tous les hivers. Il y a trois ans, la malade a eu une congestion pulmonaire et une hémoptysie. Depuis deux mois, sueurs nocturnes, et elle a maigri encore davantage.

Actuellement, c'est une femme débile et pâle.

Début de la maladie actuelle. — 12 mai. — C... s'était sentie souffrante, mal à l'aise, et elle était prise d'étourdissement, de fièvre.

Dans la nuit du 14 mai, elle fut prise d'un violent frisson, accompagné de claquements de dents. Ce frisson se répète plusieurs fois dans la nuit. En même temps, toux et vomissements.

15 mai. — Point de côté peu intense qui s'accentue peu à peu et persiste jusqu'à l'entrée de C... à l'hôpital.

Dès le 13 mai, délire nocturne.

16. — Respiration difficile ; commence à cracher. L'expectoration, au dire de la malade, était épaisse et visqueuse, sanguinolente, jaunâtre.

17. — Jour d'entrée, la malade a vomi à plusieurs reprises. Crachats visqueux, adhérents, rouillés. T.: 40°4. Grande faiblesse. Dyspnée intense. Resp. 54.

Examen physique du thorax. — A la percussion, sonorité normale aux deux bases, submatité et diminution d'élasticité dans la fosse sous-épineuse droite. Matité dans la fosse sus-épineuse gauche et sous la clavicule gauche.

A l'auscultation, râles crépitants dans les fosses sus et sous-épineuses droites et souffle bronchique. Expiration rude et prolongée au sommet gauche.

Diagnostic. — Pneumonie du sommet droit, d'origine grippale, chez une bacillaire.

18. — La malade est prostrée et très oppressée. Resp. 64. Pouls petit et accéléré. T.: matin, 40° : soir, 40°4.

19. — Délire dans la nuit. La faiblesse augmente, aussi bien que la dyspnée. Resp. 64. La malade a été prise ce matin de frisson. Urines : 250 grammes. Râles fins au sommet droit et souffle bronchique, râles bulleux de bronchite généralisée. En avant, gros râles humides. T.: 39°.

20. — Resp., 55 ; P. petit à 104. Adynamie profonde, crachats liquides, jus de pruneaux. T.: 38°6 matin et 39° le soir. N'ayant pas obtenu de résultat de différents traitements institués, et en présence de l'état très inquiétant de la malade, M. le professeur Dieulafoy se décide aux injections de térébenthine. Avec la seringue de M. Roux, stérilisée, on pratique deux injections d'essence de térébenthine à la partie externe et moyenne des deux cuisses.

21. — Les injections ont provoqué le soir des douleurs qui ont duré à peu près deux heures et n'ont pas été très vives. La malade a moins de dyspnée. Resp., 46 ; P., 104. L'état général est moins mauvais. T. : 38°4.

22.— La malade a passé une bonne nuit. Resp., 40. L'état général s'améliore. T., 38° ; P., 102 ; Resp., 40. Urines foncées, 1 litre. L'expectoration est plus liquide, spumeuse, et elle a perdu le caractère jus de pruneaux.

A l'auscultation, souffle en arrière et à droite, et gros râles de retour ; impression de gargouillement. A gauche, souffle moins fort. Quelques râles crépitants.

Au niveau des piqûres, réaction intense : rougeur et empâtement profond.

23. — La malade se sent beaucoup mieux. Urines, 1 litre. Resp., 38° ; T., 37°6-38°.

Expectoration franchement bronchique. Râles de bronchite généralisée. Le souffle a disparu.

Quoique la fluctuation ne soit pas bien nette, on ouvre les deux abcès ; le pus n'est pas encore complètement formé, il y a cependant quelques grumeaux purulents.

Les cultures faites avec le pus des deux abcès restent stériles.

25. — Plus de dyspnée. T. : 37°6-37°. L'état général de la malade est excellent. Les crachats sont muqueux, bien aérés. La suppuration des deux abcès est bien établie.

Une deuxième culture reste également stérile.

27. — T. : 37°-37°2. Depuis ce temps, la température reste normale.

La malade sort de l'hôpital le 20 juin, complètement rétablie.

M. le docteur Berman fait suivre son observation des réflexions suivantes :

« Notre impression est que C... doit sa guérison aux injections de térébenthine, tellement la coïncidence entre l'apparition de l'abcès et l'évolution bénigne de la maladie, à dater des injections, est frappante. »

OBSERVATION VI

De M. le docteur Franc (de Sarlat). — *Journal de méd. de Bordeaux*, 10 juillet 1892.

Le 12 mars 1892. — M. Franc a été appelé auprès d'une femme atteinte de pneumonie au quatrième jour. Cette femme, âgée de soixante-sept ans, avait été prise, dans la nuit du 8, de frissons et point de côté. Pneumonie des lobes inférieur et moyen du poumon droit, avec état général grave. T. : 40°5; Pouls, 130.

Sixième jour. — La malade est faible; la nuit a été mauvaise, agitée; crachats épais, sanguinolents. Râles nombreux, sous-crépitants à la base du poumon droit; souffle tubaire en haut et sous l'aisselle. On donne dans la journée un milligramme de digitaline cristallisée et trois injections de caféine. T. : 39°.

Septième jour. — Même état.

Huitième jour. — La nuit a été très mauvaise, l'agitation et le délire continuels.

Neuvième et dixième jours. — La situation s'aggrave de plus en plus. Depuis avant-hier, la fièvre et le délire ont persisté, même pendant la journée, et la faiblesse est extrême. Les crachats ont reparu plus abondants, mais grisâtres et bien nettement purulents. La malade absorbe difficilement. La langue est sèche, chargée d'un enduit fuligineux. Le poumon droit est rempli de gros râles à la base, tandis qu'on perçoit des râles sous-crépitants et du souffle dans la moitié supérieure. A gauche, également, nombreux râles de congestion à la base.

Traitement : caféine en injections, salol et salicylate de bismuth. T. le soir, 39°5.

Onzième jour (matin). — L'état s'est encore aggravé ; la température se maintient à 40°. P.: 114, adynamie extrême ; gargouillement dans tout le poumon droit, râles nombreux à la base gauche. Crachats toujours purulents.

A ce moment, malgré la non-interruption des injections de caféine et d'éther, la situation paraît désespérée ; une terminaison fatale, prochaine, semble inévitable.

C'est alors que le docteur Franc fait quatre injections de 1 centimètre cube d'essence de térébenthine aux quatre membres. T. le soir, 39°. A partir de ce moment, l'amélioration s'est déclarée lente, mais progressive.

Dix-neuvième jour. — Trois abcès ont été ouverts et ont donné issue à du pus crémeux abondant. La malade commence à manger ; la fièvre revient parfois encore, mais légèrement, le soir. Mais malgré l'extrême faiblesse, tout danger paraît être entièrement conjuré.

Les jours suivants, la malade ressent quelques douleurs dans la cuisse gauche, au niveau de la piqûre ; mais ce n'est que le 2 avril que l'on perçoit nettement la fluctuation. Une incision effectuée le lendemain donne passage à une quantité de pus crémeux. On constate encore à la base du poumon droit un engorgement assez prononcé, caractérisé par de nombreux râles.

Mais l'état s'améliore chaque jour, l'appétit se réveille ; les forces renaissent, la malade s'est levée pour la première fois, le jeudi 7 avril, et, huit jours après, elle effectuait sa première sortie.

Voilà donc un cas de pneumonie très grave chez une femme de soixante-sept ans, où l'auteur attribue la guérison aux injections d'essence de térébenthine. Ce cas a d'autant plus de valeur qu'il nous démontre, contrairement aux faits relatés par M. Chantemesse, qu'il a été possible d'obtenir une guérison par les injections de térébenthine, malgré le grand âge de la malade.

OBSERVATION VII

(INÉDITE)

(Due à l'obligeance de M. le professeur agrégé Ducamp)
(Recueillie par M. Jeanbreau, externe).

Al.... (Marie), soixante et un ans, entrée le 5 mars 1895 ; occupe le lit n° 5, salle Bichat (service de M. le professeur Grasset, suppléé par M. le professeur agrégé Ducamp).

Malade depuis huit jours : céphalalgie, rachialgie, faiblesse générale, insomnie, perte d'appétit. Un point de côté très violent à gauche décide la malade à entrer à l'hôpital.

A son entrée : pommettes très rouges des deux côtés ; courbature générale. La malade peut à peine parler et ne donne que quelques vagues renseignements sur le début de sa maladie. Elle a eu deux épistaxis, et elle vomit tout ce qu'elle prend. Toux sèche, quinteuse, violente. T. : 38° ; P. 90. Dyspnée violente : on applique des ventouses sur la région douloureuse, les 2/3 inférieurs du côté gauche en arrière.

6 mars. — T. : matin, 37°6. *A la percussion* : sonorité normale à droite et en avant ; un peu exagérée à gauche et en avant, sous la clavicule. En arrière, matité très élevée dans les deux tiers inférieurs du côté gauche ; submatité dans le tiers inférieur droit. Les vibrations sont perçues des deux côtés.

A l'auscultation, on perçoit un souffle bronchique dans la partie inférieure du poumon gauche, en arrière ; la respiration est silencieuse dans tout le reste de ce poumon. La dyspnée a un peu diminuée. Pas d'expectoration : la malade n'a pas craché depuis le début de sa maladie. Pouls, 80, petit.

Les urines sont peu abondantes, très denses. On prescrit une infusion d'ipéca (2 grammes) et 100 grammes de rhum ; de plus on fait placer un vésicatoire de 10 × 10 sur la région où on entend le souffle. T. : soir, 38°7.

7. — T. : matin, 38°3. La malade est incapable de s'alimenter elle-même. Faiblesse extrême qui l'empêche de faire le moindre mouvement. Elle a déliré quelques instants pendant la nuit. Le souffle a augmenté d'intensité : il couvre les deux tiers inférieurs du poumon gauche. La toux a un peu diminué. T. : soir, 38°8.

8. — T. : matin, 38°3. Une crise de dyspnée a failli emporter la malade. Délire tranquille toute la journée. Pas d'expectoration. T. : soir, 38°9.

9. — T. : matin, 38°1. Le délire a continué toute la nuit. A part quelques cuillerées de lait et de bouillon, la malade ne prend rien. T. : soir, 38°3.

10. — T. : matin, 38°7. Le souffle a envahi toute la fosse sous-épineuse droite. La dyspnée menace la malade d'asphyxie.

M. le professeur agrégé Ducamp fait dans les deux cuisses et dans la région deltoïdienne gauche une injection d'essence de térébenthine, avec une seringue de Pravaz.

T. : soir, 39°. Pouls, 86, petit, irrégulier.

11. — T. : matin, 38°. La malade a dormi un peu ; le délire a cessé. On obtient en la questionnant quelques réponses, ce qu'elle n'avait pu faire jusqu'à ce moment. Toujours pas d'expectoration.

La cuisse gauche et la région deltoïdienne présentent, au niveau des points où les injections ont été faites, une tuméfaction douloureuse, de 5 à 6 centimètres de diamètre. T. : soir, 38°.

12. — T. : matin, 38°4. La tuméfaction a triplé d'étendue. On perçoit la fluctuation de l'abcès deltoïdien. Bien qu'on ne la sente pas dans l'abcès de la cuisse, on décide de l'ouvrir en même temps que l'autre pour éviter un trop grand décollement.

Asepsie rigoureuse ; incision des abcès. Le pus de l'abcès deltoïdien, en très petite quantité, est évacué facilement. Celui de la cuisse, plus profond, mal lié, organisé en gros caillots jaunâtres, de consistance graisseuse, en très grande quantité (350 à 400 grammes), sort difficilement. On est obligé de cureter la poche que l'on lave ensuite avec une solution étendue de sublimé.

Pendant l'évacuation des abcès, on a dû faire des injections d'éther et de caféine à la malade dont les pulsations se sentaient à peine. T. : soir, 38°3.

13. — T. : matin, 37°4. On observe un mieux sensible dans l'état de la malade. Le délire a cessé complètement. Le souffle s'atténue à la base gauche. Les bruits du cœur étant très affaiblis, on donne 1 gramme de caféine. T. : soir, 38°3.

14. — T. : matin, 37°. La malade a dormi quelques heures, ce qu'elle n'avait pas fait depuis plusieurs jours. Elle s'asseoit elle-même sur son lit. T. : soir, 37°4.

15. — T.: matin, 36°5. Quelques crépitants de retour à gauche. Le souffle persiste dans la fosse sous-épineuse droite. T.: soir, 37°7.

16. — La température qui s'était abaissée depuis l'ouverture des abcès remonte à 38°6, le 16 mars au matin. Des eschares fessières se sont formées. L'abcès deltoïdien est presque complètement cicatrisé. T.: soir, 38°7.

17 et 18. — La température oscille entre 38°2 et 38°5.

19.: T.: matin, 37°9; soir, 37°5.

20. — T.: matin, 37°3. L'abcès de la cuisse est complètement cicatrisé. Il a donc mis huit jours à guérir. T.: soir, 39°5.

21. — T.: matin, 38°1. Le souffle perçu dans la fosse sus-épineuse droite a augmenté considérablement, et s'entend dans toute la fosse sous-épineuse. Le poumon gauche est rempli de râles sous-crépitants fins. On fait placer un vésicatoire de 10×10, à droite et en arrière. T.: soir, 38°9.

22. — T.: matin, 39°9. Les eschares fessières sont guéries. On supprime l'ipéca. T.: soir, 39°.

23. — T.: matin, 38°5 ; soir, 38°8.

24. — T.: matin, 38°; soir, 38°3.

25. — T.: matin, 38°. Le souffle a disparu à droite et à gauche. On n'entend plus que quelques râles disséminés dans les deux côtés de la poitrine. T.: soir, 38°7.

28. T.: matin, 37°1. La malade va de mieux en mieux, quoique bien affaiblie. T.: soir, 38°.

Du 29 mars au 3 avril, la température oscille le matin entre 36°8 et 37°4, et le soir entre 37°8 et 38°5.

Le 9 avril, la malade, complètement guérie de sa pneumonie, succombe à une lésion du cœur.

L'autopsie n'a pu être faite.

Voilà encore une pneumonie chez une femme de soixante et un ans qui a été guérie par les injections d'essence de térébenthine. L'âge avancé ne serait donc pas toujours, comme l'a prétendu M. Chantemesse, une contre-indication de la méthode lyonnaise.

OBSERVATION VIII

(INÉDITE)

(Due à l'obligeance de M. le professeur agrégé Ducamp)
(Recueillie par M. Jeanbreau, externe)

P... (Régis), vingt ans, journalier, entré le 8 mars 1895, occupe le lit n° 9, salle Fouquet (service de M. le professeur agrégé Ducamp). Très vigoureux, n'a jamais été malade ; pas d'alcoolisme.

Pas d'antécédents héréditaires.

Arrivé de Marseille, il y a quinze jours, il a travaillé aux environs de Montpellier. A la suite d'un refroidissement contracté vers le 3 ou le 4 mars, il est pris de malaises, céphalalgie, épistaxis. Le soir, frisson prolongé. Les jours suivants, les phénomènes précédents s'exagèrent. Le 7 mars, veille de son entrée à l'hôpital, il ressent un violent point de côté à droite, quitte son travail et vient à Montpellier où il tombe dans la rue, pris de vertige et dans un état de faiblesse extrême. On l'apporte à l'hôpital suburbain.

A son entrée : Facies pneumonique marqué ; la pommette droite est plus rouge que la gauche. Toux quinteuse, sèche ; céphalalgie intense, faiblesse générale. Le malade est très affaissé ; il répond à peine aux questions qu'on lui adresse et il est impossible de savoir s'il a eu des fièvres ou s'il a travaillé dans des endroits palustres.

T., 40°1 ; Pouls, 124. Respiration courte et saccadée : 36.

9 mars. — T., le matin, 40° ; Pouls, 116 ; Resp., 30. Le malade a été agité toute la nuit. Expectoration visqueuse d'un

jaune tirant sur le brun. Le point de côté à droite a diminué. Pas de délire ni de dyspnée.

A la percussion, sonorité exagérée sous la clavicule droite, submatité dans tout le reste de l'étendue du même côté. Sonorité normale à gauche.

A l'auscultation, diminution du murmure vésiculaire à droite, *en avant ;* respiration un peu soufflante à gauche. *En arrière*, la percussion dénote une matité dans le tiers droit. A l'auscultation, on perçoit des râles crépitants dans la même région et, dans presque toute l'étendue de la poitrine, des râles sibilants et ronflants.

On prescrit la potion suivante :

Ipéca	2 grammes	
Écorces d'oranges amères. .	4	—
Eau pour infusion	90	—
Sirop diacode.	30	—

En présence de la température très élevée du malade que l'on soupçonne de paludisme, on lui fait deux injections de bromhydrate de quinine. — Rhum 150 grammes.

T., soir, 40°5; Pouls, 120.

10. — T., matin, 39°2 ; Pouls, 108.

A l'auscultation, souffle tubaire à la base droite. Bronchophonie.

Deux injections de quinine. Ipéca et rhum.

T., soir, 39°5.

11. — T., matin, 39°. Le souffle s'est étendu dans presque toute la partie moyenne de la fosse sous-épineuse droite. Adynamie très prononcée.

Le malade a déliré toute la nuit et a sauté à bas de son lit pour courir à la fenêtre. Il va sous lui. Langue sèche; crachats très nettement pneumoniques.

On supprime les injections de bromhydrate de quinine et

on les remplace par 1 gram. 20 de sulfate de quinine en trois
cachets. On met un vésicatoire de 10 × 10 à la base droite,
en arrière. T.: soir, 39°3. Pouls mou et dépressible : 96.

12. — T.: matin, 38°5. Le malade ne reconnaît personne et
continue à vouloir s'échapper. T.: soir, 39°5.

13. — T.: matin, 38°2. Dyspnée, toux sèche, déchirante.
Souffle très intense et augmenté d'étendue. Prostration complète du malade qui n'a pas la force d'avaler. T.: soir, 39°1.

En présence de cet état, M. le professeur agrégé Ducamp
ordonne deux injections d'essence de térébenthine.

Asepsie rigoureuse : on injecte à la partie moyenne et externe de chaque cuisse un centimètre cube d'essence de térébenthine stérilisée. La douleur que ces injections occasion-
nent fait sortir le malade de son abattement. On supprime la
quinine.

14. — T.: matin, 38°4. Les injections ont produit une tuméfaction assez étendue et très douloureuse. T.: soir, 38°2.

15. — T.: matin, 36°8. Facies un peu reposé ; langue moins
sale; expectoration visqueuse. Le malade a passé une nuit plus
calme, et répond aux questions qu'on lui adresse. La tuméfaction des cuisses a augmenté. T.: soir, 37°7.

16. — T.: matin, 37°. La tuméfaction occupe toute la région externe de la cuisse. Au centre, on commence à percevoir la fluctuation. T.: soir, 37°5.

17. — T.: matin, 37°1. La fluctuation est manifeste. Incision des abcès ; on perçoit aussitôt l'odeur d'essence de térébenthine qui se dégage du pus.

Le pus, en grande quantité (environ 300 grammes), a dé-
collé l'aponévrose sur une étendue de plus de 30 centimètres.
Il est jaunâtre, épais, graisseux, et par endroits, organisé en
gros caillots presque solides, caillots qui sont bridés par des
mailles de tissu cellulaire et dont on a de la peine à les faire
évacuer. En pressant, de petites artères musculaires donnent

quelques jets de sang, montrant que l'abcès s'est étendu assez profondément. On lave la poche avec une solution faible de sublimé. Pansement humide.

18. — Le malade se sent mieux. Le souffle s'atténue à la base droite, mais un nouveau foyer de râles crépitants et un nouveau souffle très bien limité se révèle à la partie supérieure du poumon droit. Vésicatoire de 10×10. T.: matin, 37°3 ; soir. 38°3.

19. — T.: matin. 36°1. La défervescence semble commencer. T.: soir, 37°3.

20. — T. matin, 36°1. Crépitants de retour dans toute l'étendue à droite. Le mieux s'accentue ; l'appétit revient. T.: soir, 36°4.

21. — T.: matin, 36° ; soir, 36°4.

23. — T.: matin, 36°1. Le malade entre en convalescence. Les abcès ne sont pas encore complètement cicatrisés.

Aujourd'hui, 3 avril, l'abcès de la cuisse droite est complètement cicatrisé ; celui de la cuisse gauche n'est pas guéri, mais est en bonne voie de guérison. Le malade est en pleine convalescence ; mais il prétend avoir la jambe gauche un peu plus faible que la droite.

§ III. — Observations d'injections d'essence de térébenthine suivies d'insuccès.

Voici les huit observations de M. Chantemesse, recueillies à l'infirmerie de l'hospice des Ménages et suivies d'insuccès :

OBSERVATION I
(RÉSUMÉE)

R..., quatre-vingts ans, entré pour une bronchite à pneumocoque et pleurésie double.

1ᵉʳ avril. — Pneumonie avec adynamie précoce et œdème des membres inférieurs.

3. — Situation très grave. Injections d'essence de térében-thine aux quatre membres.

4. — Une seule des piqûres présente une réaction, rougeur et empâtement.

Mort vingt-quatre heures après les injections.

OBSERVATION II

(RÉSUMÉE)

Pneumonie du sommet droit chez un homme de soixante-dix ans. Entré le 5 avril 1892.

État grave. T.: 40°6.

6. — L'état général s'aggrave. T.: 40°6.

7. — Injections térébenthinées aux quatre membres. T.: 40°5.

8. — Réaction assez intense aux membres supérieurs. Rien aux membres inférieurs. T. le soir, 40°6. Mort trente-six heures environ après les injections.

OBSERVATION III

(RÉSUMÉE)

Pneumonie du lobe inférieur du poumon droit chez un homme de quatre-vingt-sept ans. Entré le 10 avril 1892. T.: 39°8.

12. — État très grave. T.: 40°. Injections térébenthinées aux quatre membres.

13. — Empâtement sans rougeur ni chaleur au niveau des piqûres.

Mort le 14 avril.

OBSERVATION IV
(RÉSUMÉE)

Homme de soixante-sept ans. Entré le 23 avril. Pneumonie du lobe inférieur du poumon gauche. T.: entre 40°5 et 38°2.

26. — Ictère, crachats verdâtres, subdélire.

27. — T.: 39°2. Injections de 2 centimètres cubes d'essence de térébenthine. Soir, T.: 42°2.

28. — Réaction peu accusée. Mort à huit heures du matin.

OBSERVATION V
(RÉSUMÉE)

Homme de soixante-dix-neuf ans, entré le 1er mai. Pneumonie du lobe inférieur du poumon droit. Les jours suivants, l'état général s'aggrave ; T.: 40°.

7 mai. — État très grave. Injections d'essence de térébenthine. Mort dans la nuit.

OBSERVATION VI
(RÉSUMÉE)

Homme de soixante-sept ans. Pneumonie du lobe inférieur gauche. Entré le 4 mai.

Les jours suivants, état très grave. T.: 40°.

7. — État très grave ; quatre injections d'essence de térébenthine.

8. — Réaction intense au bras gauche.

9. — Mort dans la nuit.

OBSERVATION VII
(RÉSUMÉE)

Femme de soixante-neuf ans. Fracture compliquée de la jambe gauche, suivie d'une phlébite de la veine crurale gau-

4

che. Au bout de cinq semaines, embolies pulmonaires et fièvre irrégulière. T. de 35°3 à 39°.

24 mars. — Trois injections d'essence de térébenthine.

Les jours suivants, réaction intense au niveau des piqûres.

11 avril. — Les régions tuméfiées contiennent du pus.

16. — Collapsus et mort.

OBSERVATION VIII

Dʳ DENY (RÉSUMÉE)

Homme de trente et un ans. Pneumonie lobaire du sommet droit. Délire alcoolique. Au septième jour, la situation devenant grave, à cause du collapsus imminent, on fait deux injections térébenthinées. Peu de réaction au niveau des piqûres. Mort quatre-vingt-deux heures après les injections.

Dans les sept premières observations, il s'agissait de vieillards; la pneumonie dans la vieillesse a un pronostic très fâcheux. De plus, M. Chantemesse nous dit que tous les sept cas sont particulièrement graves. La réaction suppurative a manqué quelquefois complètement et une seule fois seulement un abcès s'est produit.

Quant au malade de l'observation VIII, c'est un jeune homme de trente et un ans; mais il est alcoolique, il a du délire alcoolique et une pneumonie du sommet. Or une pneumonie du sommet chez un alcoolique met la vie en grand danger. Ajoutons de plus que chez ce malade il ne s'est produit qu'une réaction très peu marquée.

OBSERVATION IX

(RÉSUMÉE)

De M. le professeur Mossé (de Toulouse)

P..., quarante-sept ans, entré le 31 mars 1892 dans le service de M. le professeur Mossé. Pneumonie du lobe inférieur gauche, malade depuis le 25 mars.

1er avril. — Face cyanosée, teinte subictérique. Fièvre et dyspnée. Pouls petit, 140. L'état général est mauvais. Diarrhée.

2. — Adynamie profonde.

8. — Le malade est prostré, langue sèche. Le cœur faiblit, et l'ensemble fait redouter une mort prochaine. Deux injections d'essence de térébenthine aux cuisses. Mort sept heures après les injections qui n'ont pas été senties et n'ont amené ni réaction, ni amélioration.

OBSERVATION X

(RÉSUMÉE)

De M. le professeur Mossé (de Toulouse)

P..., cinquante-huit ans, entré le 9 juin 1892 dans le service de M. Mossé, malade depuis le 4 juin.

10. — Malade prostré. T., 38°5. Côté droit : submatité ; râles sous-crépitants, respiration soufflante, rude. Côté gauche : râles de bronchite disséminée. Diagnostic : fluxion de poitrine ou pneumonie centrale dont les signes ne sont pas encore sensibles.

11. — Adynamie augmente. Râles nombreux du côté gauche.

12. — Torpeur, indifférence. Resp. 48. A la base gauche, souffle profond, voilé.

13. — Adynamie plus accentuée. Le souffle à la base gauche est devenu plus fort. Une seule injection de térébenthine à la cuisse gauche.

14. — Pas de réaction. Poumon : matité à la base et à la région moyenne en arrière du côté gauche. Souffle tubaire,

nombreux râles crépitants ; du côté droit, nombreux râles. Resp., 49. Injection nouvelle d'un centimètre cube de térébenthine à la cuisse droite.

15. — Au niveau des piqûres, empâtement rouge, douloureux.

Troisième injection d'essence de térébenthine dans la région deltoïdienne gauche.

16. — La réaction a augmenté. Légère amélioration. Ce jour, malgré les recommandations formelles de M. le professeur Mossé, le malade est enlevé de l'hôpital par sa famille. Mort deux jours après dans sa famille.

OBSERVATION XI

M. le Dr RENDU (*Bulletins de la Soc. méd. des hôp. de Paris*, 19 mai 1892).

Il s'agissait d'un homme de quarante-sept ans, entré avec les signes d'une broncho-pneumonie, surtout localisée au poumon droit, et qui, après une ébauche de défervescence vers le septième jour, avait fait une rechute. Les signes d'hépatisation s'étaient étendus en même temps que l'état général redevenait mauvais. La température oscilla toujours entre 39° et 39°5, sans hyperthermie véritable. Le treizième jour, on trouva le malade avec des symptômes asphyxiques plus accusés, de la cyanose, des râles muqueux diffus mêlés au souffle, un état de collapsus général.

M. Rendu pratiqua alors aux deux bras des injections d'essence de térébenthine, après avoir essayé inutilement, pendant les jours précédents, la caféine et l'acétate d'ammoniaque.

L'injection ne fut suivie d'aucune réaction locale : il ne se produisit, au point des piqûres, ni rougeur, ni douleur, ni œdème, le malade continua de s'asphyxier graduellement et succomba le lendemain matin, vingt heures après l'injection.

Nous ne ferons que mentionner les trois cas de M. le professeur Spillmann, qui présentaient une gravité exceptionnelle. Dans sa première observation, il nous signale une hépatisation grise de tout le poumon gauche et une congestion intense du poumon droit ; au moment des injections, l'état général était désespéré. Le deuxième malade était dans un état infectieux aigu avec hyperthermie ; la situation était déplorable ; tout le poumon droit était hépatisé ; la réaction a été presque nulle. Le troisième malade n'a également présenté presque aucune réaction après les injections térébenthinées. Le traitement a été institué seulement au moment où l'on prévoyait une fin prochaine.

En décembre 1892, M. le professeur Carrieu eut aussi l'occasion d'expérimenter la méthode de M. Fochier dans plusieurs cas de pneumonie, mais il n'en retira aucun bénéfice.

Les malades de M. le professeur Carrieu devaient être, sans doute, dans de trop mauvaises conditions pour pouvoir réagir et bénéficier de la méthode lyonnaise, s'il nous est permis d'en juger par une observation que M. Carrieu a bien voulu nous communiquer.

Dans cette observation, il s'agit, en effet, d'un homme de trente-huit ans, alcoolique, atteint de pneumonie du sommet droit. Les injections térébenthinées furent faites le huitième jour après le début de la maladie, mais la mort survint huit heures après, sans que les injections eussent produit la moindre réaction locale ou générale.

Nous savons déjà que, chez un alcoolique, une pneumonie du sommet est d'un pronostic grave et met la vie en grand danger.

CHAPITRE IV

INDICATIONS ET CONTRE-INDICATIONS
DES INJECTIONS DE TÉRÉBENTHINE
DANS LE TRAITEMENT DE LA PNEUMONIE

§ 1. — Indications

M. le professeur Fochier nous apprend qu'il est des maladies dans lesquelles on ne voit habituellement aucune tendance à la suppuration, mais qui, dans certaines circonstances, deviennent des affections pyogènes généralisées et
il cite, entre autres, la pneumonie.

La pneumonie est, en effet, une infection primitivement
locale : la tendance à la suppuration reste souvent limitée au
poumon ; mais, il n'en est pas toujours ainsi ; et, il arrive
quelquefois que la suppuration apparaît en dehors du poumon
soit par infection directe, soit par infection métastatique :
dans la plèvre, le péricarde, l'endocarde, les méninges, les
articulations, le tissu cellulaire, le péritoine, etc.

Dans ces conditions, la pneumonie devient une affection
pyogène généralisée et elle est justiciable du traitement par
la méthode lyonnaise.

Cela étant admis, quelles sont donc les indications de cette
méthode ?

Dans quel cas et à quelle période de la pneumonie est-elle
applicable ?

D'abord, nous croyons, avec M. le professeur Mossé, qu'il serait fâcheux ou tout ou moins de peu d'utilité de faire des injections térébenthinées dans toutes les pneumonies d'allure sérieuse dont la résolution paraît ne pas se faire assez vite.

Les premiers expérimentateurs, frappés par les succès obtenus, conseillaient de faire des injections de térébenthine, soit à une période très rapprochée du début (cinquième jour) soit pour hâter la production d'une résolution qui se faisait attendre.

Nous nous garderons bien d'agir ainsi, car l'observation journalière nous a appris que très souvent la pneumonie, après avoir offert des phénomènes graves et inquiétants, soit au début, soit dans la période précritique, se termine ensuite spontanément d'une manière favorable.

M. le professeur Lépine nous indique comme moment opportun, pour faire les injections de térébenthine, le stade de l'*hépatisation jaune* ; il désigne ainsi avec Rindfleisch, « la période qui précède immédiatement l'hépatisation grise, si tant est que celle-ci ne soit pas déjà sur certains points effectuée. »

Mais il faut se garder, ajoute M. Lépine, de trop se presser, et de prendre pour la période du début de la suppuration, l'exacerbation qui précède habituellement la crise, et que, pour cette raison, les auteurs appellent *précritique*.

L'exacerbation précritique est parfois, en effet, à cause de l'exacerbation de la fièvre et de l'apparition de symptômes généraux graves, aussi menaçante en apparence qu'elle est peu grave en réalité ; et il est facile de s'y méprendre. Pour éviter toute méprise, nous n'oublierons pas que « l'exacerbation précritique ne dure jamais trente-six heures » (Lépine).

Donc, si un pneumonique, vers le huitième ou le neuvième jour, a une exacerbation de trente-six heures, on devra écarter l'éventualité d'une crise et agir en vue de l'imminence de la suppuration.

Pour préciser davantage les indications, nous énumérerons les symptômes que présente la maladie, quand il y a menace de suppuration, ou quand celle-ci est déjà effectuée en certains points.

Dans ces cas, la pneumonie se présente généralement dès le début avec une allure des plus sérieuses : on constate de l'hyperthermie, de la dyspnée, quelquefois du délire. Au huitième ou neuvième jour, et parfois même au delà, aucune défervescence ne se produit, ou bien cette défervescence est minime et passagère : la température reste très élevée. Tous les symptômes s'aggravent : l'état général devient de plus en plus mauvais ; le pouls est petit, fréquent et irrégulier ; dyspnée intense ; délire pendant la nuit ; adynamie profonde le jour ; apparition d'une diarrhée persistante. Les crachats devenant grisâtres, purulents, couleur jus de pruneaux, témoignent de plus du passage de la pneumonie à l'hépatisation grise.

Nous n'avons pas la prétention d'indiquer précisément le moment opportun de l'intervention ; mais nous estimons cependant que, lorsqu'on voit apparaître dans le cours d'une pneumonie les symptômes que nous venons d'indiquer, on est autorisé à employer, sans retard, la méthode de Fochier. Nous n'oublierons pas d'ailleurs que l'appréciation personnelle du médecin au lit du malade joue ici comme toujours le plus grand rôle.

Nous nous permettons seulement d'insister d'une façon particulière sur un point : *il ne faut pas agir trop tard*. Il ne faut pas attendre que le malade soit déjà cyanosé et sans pouls, car alors on a bien peu de chances de succès, et la mort survient le plus souvent sans que les injections térébenthinées aient provoqué la moindre réaction locale ou générale.

M. Rendu, qui expérimenta sans succès la méthode lyonnaise, avoue lui-même qu'il avait trop attendu pour agir, et que les trois malades sur lesquels il avait essayé les injections de térébenthine « étaient déjà dans le collapsus et dans un état asphyxique qui a dû rendre incomplète l'absorption du médicament. »

L'opinion de M. Mossé, à ce sujet, est tout à fait la nôtre et nous la citons textuellement :

« Les injections térébenthinées, d'après Fochier et quelques autres expérimentateurs, n'agissent pas seulement par l'inflammation qu'elles déterminent : il faut que cette inflammation arrive à la suppuration, à l'abcès. S'il ne se produit pas de pus, le pronostic est presque toujours fatal. Il ne faut donc pas agir trop tard, car la transformation du phlegmon en abcès exige un certain temps matériel. D'ailleurs, si on tarde trop, l'organisme épuisé pourrait ne plus réagir, la mise en œuvre de la méthode serait inutile.

§ II. — Contre-indications

Nous avons dit plus haut que l'essence de thérébenthine en injections sous-cutanées avait une action purement locale, qu'elle ne se résorbait pas et qu'elle ne s'éliminait ni par les urines, ni par l'air expiré, ni par la sueur. Nous avons ajouté qu'aucun des expérimentateurs de la méthode de M. Fochier n'avait signalé d'accidents provoqués par elle.

M. Chantemesse, dans ses expériences sur des lapins, a eu de graves accidents avec les injections de térébenthine ; mais nous ferons remarquer qu'il employait une dose d'essence incomparablement plus élevée que celle employée jusqu'ici chez l'homme. M. Chantemesse injectait, en effet, environ 1 cc. pour 1 kilogr. et pour 2 kilogr. d'animal. Le poids des lapins mis en expérience n'est pas indiqué dans le travail de M. Chan-

4*

temesse. Mais les lapins qu'on apporte ordinairement dans les laboratoires pèsent en général 2 kilogr. environ ou un peu plus. Les lapins auxquels M. Chantemesse a injecté 2 cc. d'essence de térébenthine sont morts au bout de dix jours ; ceux auxquels il a injecté 1 cc. ont maigri mais ont survécu. Chez l'homme, dont le poids moyen est de 60 à 65 kilogr., les doses ont varié de 1 cc. à 4 cc.

Nous croyons donc pouvoir affirmer que l'introduction d'une petite quantité d'essence de térébenthine dans l'organisme n'y produit aucune action nuisible ou défavorable, surtout si le rein n'est pas altéré.

Peut-être serait-il prudent tout de même, chez les brightiques, d'employer des doses plus faibles encore et d'espacer les injections.

En général, on devrait s'abstenir des injections térébenthinées chez les diabétiques, vu leur prédisposition à l'érysipèle et à la gangrène.

Peut-être aussi faudrait-il s'abstenir chez les enfants, à cause de leur excessive impressionnabilité nerveuse et aussi parce qu'ils supportent mal une suppuration abondante.

Beaucoup d'auteurs, frappés sans doute par les résultats peu encourageants obtenus par M. Chantemesse chez des vieillards, considèrent l'âge avancé comme une contre-indication formelle de la méthode lyonnaise ; mais, comme personne jusqu'à présent n'a signalé que les injections de térébenthine aient amené un danger pour la vie, nous nous permettrons de ne pas adopter entièrement leur opinion. Nous nous contenterons simplement de reconnaître que ces injections restent souvent sans résultat appréciable dans la pneumonie des vieillards, ce qui s'explique par la gravité exceptionnelle de cette pneumonie et par le manque fréquent de réaction.

CHAPITRE V

___

DISCUSSION DE LA VALEUR DE CETTE MÉDI-CATION.

Après avoir exposé quel est à notre avis, et sous la réserve de ce que pourront nous apprendre des recherches ultérieures, le mode d'action principal des abcès térébenthinés, nous devons maintenant chercher à résumer la valeur pratique de ce mode de traitement, telle qu'il paraît ressortir des observations que nous citons dans notre travail.

Sans compter les deux observations que nous devons à l'extrême obligeance de M. le professeur agrégé Ducamp, nous connaissons quatorze observations d'injections de térébenthine suivies de succès et vingt-cinq suivies d'insuccès. Il est certain qu'un plus grand nombre d'expériences ont été faites de la méthode de Fochier, mais elles n'ont pas été publiées, probablement parce qu'elles avaient été suivies d'insuccès ; tant il est vrai que les succès seuls semblent mériter d'être publiés. Quoi qu'il en soit, il ne faut pas oublier que, dans la plupart des cas suivis de succès, il s'agissait de malades gravement atteints, dans un danger extrême au moment des injections, quelques-uns même dans un état désespéré, et qu'on avait essayé auparavant tout l'arsenal thérapeutique sans obtenir un résultat quelconque.

D'ailleurs nous savons que la pneumonie en imminence de suppuration est toujours très grave et son pronostic des plus sombres ; l'hépatisation grise est exceptionnellement suivie de guérison.

Parmi les succès obtenus, plusieurs étaient tout à fait inespérés. La coïncidence entre l'amélioration et la formation des abcès artificiels est frappante, et nous pensons qu'elle ne doit pas être attribuée à un pur hasard.

Mais toute médication, même la meilleure, compte plus ou moins d'échecs, et nous sommes loin de voir dans la méthode lyonnaise une médication infaillible ; nous estimons seulement que l'on a peut-être tort de ne pas l'appliquer plus souvent ; il nous semble qu' « appliquée à propos », elle pourrait nous rendre encore des services importants et nous donner de beaux succès.

Nous pensons, en outre, qu'il serait injuste de mettre sur le compte de la méthode térébenthinée plusieurs cas d'insuccès, tels que les trois cas de M. Rendu et les huit de M. Chantemesse. M. Rendu, nous l'avons dit, avoue lui-même avoir trop attendu pour agir. Quant à M. Chantemesse, il a expérimenté la méthode dans de très mauvaises conditions : ses malades étaient tous très âgés, le plus jeune avait soixante-sept ans, le plus vieux quatre-vingt-sept ans ; de plus ils étaient déjà tous trop affaiblis et leur état général trop mauvais. M. Chantemesse ne vit en effet qu'une seule fois la réaction suppurative se produire à la suite des injections de térébenthine ; or nous savons que les injections ne sont efficaces qu'à la condition de produire un abcès.

En conséquence, nous tirerons avec M. Laveran cette seule conclusion des expériences de M. Chantemesse, c'est que les injections irritantes sont d'une utilité contestable dans la pneumonie des vieillards, ce qui s'explique par la gravité exceptionnelle de cette pneumonie, le manque fréquent de réaction et la facilité avec laquelle l'inflammation peut aboutir à la gangrène. « La pneumonie, nous dit M. Dieulafoy, dans son

Traité de pathologie interne, acquiert une gravité exceptionnelle dans la vieillesse, elle en est le fléau le plus redoutable
(Cruveilhier) ; on peut même dire qu'elle constitue la fin
naturelle des vieillards (Peter). »

Quant aux deux malades de M. Mossé, l'un était dans un
état tout à fait désespéré au moment des injections de térébenthine ; celles-ci ne donnèrent lieu à aucune réaction locale
ni générale, et M. Mossé se demande s'il ne faudrait pas en
conclure qu'il est intervenu trop tard et qu'il eût fallu agir
plus vite.

Le second malade, chez lequel M. Mossé avait remarqué
une légère amélioration après les injections a été enlevé malheureusement de l'hôpital par sa famille et est mort deux
jours après. M. Mossé nous dit que, chez ce malade, l'inflammation locale avait été relativement modérée, et il ajoute qu'il
faudrait peut-être attribuer à cette cause le peu d'efficacité
que les phlegmons ont eu sur la marche des lésions pulmonaires et sur l'état morbide. M. Fochier attache en effet, nous
le savons, une grande importance à ce que les abcès soient
nombreux, bien formés : une phlogose franche aboutissant à
une suppuration bien caractérisée est pour lui une condition
nécessaire du succès ; au contraire, si l'injection irritante n'est
suivie que d'un phlegmon avorté avant la formation du pus, le
pronostic reste très grave.

Il faut donc pour que cette médication ait chance de produire un résultat salutaire que l'agent, déjà assez actif par lui-
même, exerce son action sur un organisme à vitalité encore
assez puissante pour amener jusqu'à la suppuration le processus irritatif artificiellement provoqué.

On a fait un autre reproche à la méthode de M. Fochier :
c'est que les injections d'essence de térébenthine sont très
douloureuses, et que les douleurs durent parfois plusieurs heures à l'état aigu ; le fait est exact. Mais, comme nous n'emploie-

rons les injections térébenthinées que dans les cas graves, nous estimons qu'entre la douleur et le danger extrême pour la vie il n'y a plus d'hésitation possible.

Nous ne saurions mieux résumer notre modeste opinion sur la valeur pratique de la méthode de M. Fochier qu'en citant ici l'appréciation autorisée de M. le professeur Mossé :

« S'il paraît téméraire de fonder de trop grandes espérances sur cette innovation thérapeutique, nous estimons cependant qu'il ne serait pas juste de la repousser d'une façon absolue, et de refuser de chercher à faire bénéficier les pneumoniques arrivant au stade d'hépatisation grise des chances qu'elle a procurées à des malades parvenus à une période dans laquelle la mort est la règle. »

CHAPITRE VI

TECHNIQUE DE LA MÉTHODE. — DESCRIPTION ET ÉVOLUTION DE L'ABCÈS.

Le but que l'on se propose en faisant des injections d'essence de térébenthine dans la pneumonie est, nous l'avons dit, d'amener une dérivation, une révulsion ; or cette révulsion ne se produit qu'autant qu'il y a réaction aux points où ont été poussées les injections, c'est-à-dire production de phlegmons. Mais on ne saurait provoquer ces phlegmons dans toutes les régions ; autant que possible, on fera les injections dans des régions où l'apparition des abcès ne forcera pas le malade à garder une position fatigante, comme par exemple dans la région fessière.

M. Fochier faisait les injections dans la région hypogastrique et au niveau du deltoïde ; M. Guyot (de Paris), en dehors de l'angle inférieur de l'omoplate ; M. Olivier (de Rouen), aux avant-bras et aux cuisses ; M. Greuell (de Gérardmer), aux régions deltoïdiennes ; M. Révilliod, aux deux flancs, aux régions sous-claviculaires et aux cuisses ; MM. Lépine et Dieulafoy, aux quatre membres (partie externe et moyenne des cuisses et régions deltoïdiennes), ou aux deux cuisses seulement. Aujourd'hui, on choisit généralement de préférence, pour faire les piqûres, la partie externe et moyenne des cuisses.

Le lieu des injections étant choisi, et toutes les précautions aseptiques et antiseptiques étant prises, on injecte l'essence de térébenthine avec une seringue de Pravaz ou de Roux. La quantité injectée dans chaque région varie de trois quarts à un centimètre cube.

On fait une, deux, trois ou quatre piqûres dans différentes régions du corps à la même séance ; ou bien l'on espace les injections.

M. le professeur Fochier, un de nos anciens maîtres de la Faculté de Lyon, nous ayant fait l'honneur de nous commuquer son avis touchant cette question technique de sa méthode, nous sommes heureux de pouvoir le citer ici textuellement :

« N'ayant eu que très rarement l'occasion d'appliquer ma » méthode dans ces deux dernières années, je n'ai pas de » modifications importantes à lui apporter, notamment pour » ses applications à la pneumonie, où je n'ai pas eu person- » nellement l'occasion de la mettre en œuvre.

» Mais, pour les septicémies, je crois de plus en plus qu'il » faut faire non pas de nombreuses injections simultanément, » mais des injections successives à vingt-quatre heures ou » même douze heures d'intervalle l'une de l'autre. La pre- » mière pourra donner lieu à une réaction très faible et les » suivantes, au contraire, à une réaction très vive. Lorsque » dans la septicémie il y a des symptômes pulmonaires, l'ac- » tion des injections m'a toujours paru plus certaine et plus » rapide que dans les autres manifestations. »

Les injections doivent être poussées dans le tissu cellulaire lâche au voisinage de l'aponévrose ; mais, d'après M. Fochier, elles peuvent aussi sans inconvénients s'infiltrer dans le tissu adipeux. On peut pousser un ou plusieurs centimètres cubes d'essence par la même piqûre ; mais généralement on n'en pousse qu'un seul. Quand on veut ménager une issue spontanée au pus, on n'a qu'à retirer l'aiguille sans maintenir la peau, l'essence ressort en préparant un canal de sortie au pus.

L'injection n'est généralement pas plus douloureuse qu'une injection de morphine, mais la douleur inflammatoire apparaît rapidement d'une à six heures après l'injection.

La description faite par M. Fochier, concernant la réaction, est si nette et si exacte que nous la reproduisons presque intégralement :

Lorsque l'injection a été poussée sous une couche épaisse de tissu adipeux, la tuméfaction peut rester masquée pendant plusieurs jours. La rougeur de la peau ne se prononce ordinairement que vers le troisième jour : tantôt l'abcès prend les allures d'un véritable abcès chaud, tantôt celles d'un abcès froid, ou du moins les allures d'un abcès qui n'a aucune tendance à ulcérer la peau. Dans l'un et l'autre cas, le pus s'épaissit, et souvent, en attendant longtemps pour intervenir, on a vu à l'incision un véritable mastic purulent sortir de l'abcès artificiel.

Quand on incise de bonne heure, on trouve un abcès à loge anfractueuse et dont la paroi est constituée par une mince couche de tissu sphacélé et infiltré de pus, analogue à la paroi d'un abcès froid sur certains points, ressemblant, sur d'autres, au bourbillon du furoncle. Il peut y avoir des décollements assez étendus, mais qui ne paraissent pas, jusqu'ici, pouvoir provoquer des fusées envahissantes. Si l'injection était poussée au-dessous de l'aponévrose, elle en entraînerait certainement le sphacèle.

La marche de ces abcès est variable, suivant qu'ils ont évolué rapidement vers l'ulcération ou qu'au contraire ils ont affecté des allures torpides. Dans ce dernier cas, il faut les inciser largement pour pouvoir explorer et panser toute la poche.

Les incisions se ferment généralement assez vite ; les points tuméfiés reviennent à l'état normal; bientôt il ne reste plus d'autres vestiges des abcès que de petites cicatrices correspondant aux ouvertures. Les fonctions des membres s'accomplissent régulièrement. Certains malades, cependant, prétendent avoir un membre plus faible que celui du côté opposé, après la guérison des abcès provoqués; quoi qu'il en soit, cette faiblesse est assez peu marquée et elle est loin d'exister toujours.

Nous signalerons encore un fait remarquable : dans la plupart des cas, pendant toute la phase de suppuration violente, suraiguë, la température ne s'est même pas élevée d'un dixième de degré, l'absence de fièvre a été absolue; la courbe thermométrique classique de la pneumonie n'a été en rien modifiée dans bien des cas par la formation de l'abcès.

CONCLUSIONS

La méthode lyonnaise n'est certainement pas applicable à toute pneumonie d'allure sérieuse, dont la résolution paraît ne pas se faire dans le temps normal; car nous savons que très souvent la pneumonie, après avoir présenté les symptômes les plus inquiétants, se termine ensuite spontanément.

Les injections térébenthinées nous paraissent devoir être réservées seulement aux cas graves, quand tous les autres procédés thérapeutiques ont échoué et quand apparaissent les signes de l'hépatisation grise. Il ne faut cependant *pas attendre trop tard,* car il se pourrait alors que l'organisme n'eût plus la vitalité nécessaire pour réagir. D'un autre côté, il est inutile et quelquefois même dangereux d'agir trop tôt : les abcès térébenthinés sont généralement très douloureux ; on ne sait pas d'avance quelle sera leur marche, la suppuration peut se prolonger et affaiblir le malade, compromettre plus ou moins la nutrition de la région où ont été faites les injections.

Quand on trouvera les indications d'intervenir par la méthode térébenthinée, on ne devra pas négliger de continuer à soutenir les forces du malade par les moyens thérapeutiques habituels, de façon à placer l'organisme dans les meilleures conditions pour réagir.

Nous pensons que les injections d'essence de térébenthine, vu leur inocuité relative, ne sont nullement une contre-indication chez les vieillards ; il nous semble qu'elles sont tout au plus d'une utilité contestable.

Nous n'avons certainement pas la prétention de voir dans la méthode lyonnaise une médication infaillible ; mais nous estimons qu'on ne doit pas la rejeter à *priori* d'une façon absolue ; qu'elle a une valeur thérapeutique réelle, et enfin qu'on ne doit pas refuser aux pneumoniques, arrivant au stade d'hépatisation grise où la guérison est exceptionnelle, les chances qu'elle a procurées dans un certain nombre de cas désespérés où tous autres procédés thérapeutiques avaient échoué.

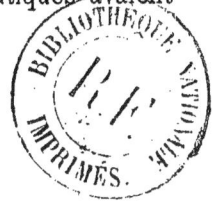

234

www.ingramcontent.com/pod-product-compliance
Lightning Source LLC
Chambersburg PA
CBHW060649210326
41520CB00010B/1800